LE SIDA EN TUNISIE

Histoire et Perspectives méditerranéennes

Collection dirigée par Jean-Paul Chagnollaud

Dans le cadre de cette collection, créée en 1985, les Éditions L'Harmattan se proposent de publier un ensemble de travaux concernant le monde méditerranéen des origines à nos jours.

Dernières parutions

Rachid ALILLOUCH, *Les projets urbains au Maroc, Entre injonctions à la durabilité, circulation de modèles et greenwashing, Projets d'aménagement de la Vallée du Bouregreg à Rabat-Salé et de l'éco-cité de Zenata au Grand Casablanca*, 2023.

Moulay Abdallah ODGHIRI, *Les mutations sociospatiales dans le Maroc présaharien. Entre identité tribale et mondialisation*, 2023.

Borhane BELDJEZZAR, *Les parlers jeunes en Algérie. Stratégies d'enseignement et d'apprentissage à l'université*, 2023.

Dalila BERBAGUI, *Trajectoires de commerçants nord-africains dans le département du Rhône. 1945-1985*, 2023.

Samy DORLIAN, *Muḥsin Ibrāhīm à travers ses écrits. L'œuvre méconnue d'un dirigeant de la gauche libanaise*, 2023.

Catherine GABER, *La télé dans les bidonvilles. Réceptions des messages politiques télévisés dans le quartier marginalisé des chiffonniers du Caire*, 2023.

Khalid BENAMARA et Philippe BACHIMON (dir.), *Territoire, développement durable et innovation responsable. Entre ambitions et déploiement « praticable »*, 2023.

Resul KARACA, *Constructions de l'identité nationale. Tryptique identité-mémoire-nation. Le « grand débat sur l'identité nationale »*, 2022.

Souad AZIZI, *Rites, genre et pouvoir au Maroc. Textes d'ethnologie réunis en hommage à Camille Lacoste-Dujardin*, 2022.

Yahya EL YAHYAOUI, *Numérique et développement au Maroc. La grande fracture*, 2022.

Sofiane Bouhdiba

LE SIDA EN TUNISIE

Un mal méconnu

L'Harmattan

Du même auteur :

- *La mortalité urbaine en Tunisie,* Centre de Publication Universitaire, Tunis, 2012 ;
- *Médecin du bled. Sur les pas du médecin de colonie dans le Protectorat tunisien (1881-1956),* L'Harmattan, Paris, 2013 ;
- *Gorée, porte sans retour. La mortalité des captifs à bord des navires négriers*, L'Harmattan, Paris, 2014 ;
- *L'ennemi invisible. La vérité sur la mort des soldats,* Pierre de Taillac, Paris, 2015 ;
- *Pavillon jaune. Histoire de la quarantaine, de la Peste à Ebola*, L'Harmattan, Paris, 2016 ;
- *Vieillir en Tunisie*, L'Harmattan, Paris, 2017 ;
- *Dans le sillage des médecins de marine, de l'Antiquité à nos jours*, L'Harmattan, Paris, 2018 ;
- *Six millions de femmes. Femme et population en Tunisie*, L'Harmattan, Paris, 2018 ;
- *Jeunes de Tunisie*, L'Harmattan, Paris, 2019 ;
- *Le côté obscur de la médecine. Mauvais médecins et médecins mauvais, de l'Antiquité à nos jours*, L'Harmattan, Paris, 2019 ;
- *Mort barbare. Histoire des techniques d'exécution abandonnées par la Civilisation,* Université de Tunis, Tunis, 2020 ;
- *Histoire sociale du café*, SIMPACT, Tunis, 2020 ;
- *De Carthage à Lampedusa. La migration en Tunisie*, L'Harmattan, Paris, 2020 ;
- *Covid 19. Le retour de la peste*, L'Harmattan, Paris, 2020 ;
- *Demos. Manuel de démographie*, Université de Tunis, Tunis, 2020 ;
- *La mortalité des motards. La mort au guidon.*, L'Harmattan, Paris, 2021 ;
- *Abdelwahab Bouhdiba. L'enfant de Kairouan*, Université de Tunis, Tunis, 2021 ;
- *Le mariage en Tunisie. Entre continuité et rupture*, L'Harmattan, Paris, 2022 ;
- *La chair et la scie. L'amputation, de la Préhistoire à nos jours*, L'Harmattan, Paris, 2022.

5-7, rue de l'Ecole-Polytechnique, 75005 Paris
http://www.editions-harmattan.fr
ISBN : 978-2-336-41373-0
EAN : 9782336413730

A la mémoire de Chachia,
fidèle compagnon

« The show must go on ! »

Freddy Mercury, 1991

SOMMAIRE

Avant-propos..13

Propos introductif....................................15

Première partie
Le sida en Tunisie

Chapitre Premier — L'épidémiologie du VIH/sida.....23
Chapitre II — L'histoire du sida... 31
Chapitre III – Sexualité et sida en islam..................45
Chapitre IV – Le sida en Tunisie 57

Deuxième partie
Les classes dangereuses

Chapitre V – La transmission mère-enfant..............75
Chapitre VI – La migration suspecte.........................83
Chapitre VII – Homosexualité et sida 99
Chapitre VIII – Le travail du sexe 107
Chapitre IX – Toxicomanie et VIH..........................115

Troisième partie
Les réponses

Chapitre X – Mais que dit la Loi ?...........................127
Chapitre XI – La prévention....................................145
Chapitre XII – Le dépistage......................................153
Chapitre XIII – La prise en charge...........................163
Chapitre XIV – La lutte contre stigmatisation..........173

Conclusion...181
Bibliographie...185
Annexes...199

Avant-propos

Ce livre paraît au moment où le monde sort meurtri de la plus grave crise sanitaire du XXIème siècle naissant. Au moment même où nous rédigeons ces lignes, le Coronavirus a fait quasiment 7 millions de victimes, sans oublier les terribles conséquences économiques sur plusieurs centaines de millions de familles partout dans le monde.

Une véritable catastrophe humanitaire, qui n'est certes pas sans rappeler les précédentes pandémies de grippe espagnole, de choléra, de peste, et à un niveau plus local, des épidémies de rougeole, de variole, de Poliomyélite, de grippe aviaire ou d'Ebola.

Le Covid-19 a fait beaucoup de victimes, certes. Mais d'autres maladies, et en particulier le sida, objet du présent ouvrage, ont fait bien pire : à ce jour, on estime que 84.2 millions de personnes ont été infectées par le VIH depuis le début de l'épidémie, que l'on situe au début des années 1980, et 40.1 millions y ont déjà succombé, au terme d'âpres souffrances tant physiques que psychologiques[1].

Contrairement à d'autres pathologies notoires oubliées, le sida est aujourd'hui entré dans les mœurs. Au point d'ailleurs que les initiales originelles S.I.D.A. ont fini par laisser la place au néologisme « sida ».

La maladie a également été à l'origine de la création d'organisations internationales spécifiquement dédiées, telles que Onusida, le Fonds mondial de lutte contre le sida, la tuberculose et le paludisme, ou encore le US President's Emergency Plan for AIDS Relief (PEPFAR).

Il ne s'agissait pas tant pour nous de décrire la pandémie, ou plus modestement l'épidémie de sida en

---

[1] Onusida

Tunisie – les media s'en sont chargés avec le succès que l'on connait – mais plutôt de tenter de décrire le plus finement possible les déterminants socioculturels du mal, la nature de la souffrance des personnes touchées d'une manière ou d'une autre par le VIH, et surtout de comprendre comment une pathologie dans laquelle le spectre de la sexualité revient d'une manière si insistante, peut être vécue dans un contexte arabo-musulman, fut-il émancipé comme c'est le cas en Tunisie.

Malgré un accès limité aux sources documentaires classiques, malgré les difficultés d'enquêter comme on le ferait pour un phénomène plus banal, nous avons été en mesure de collecter le matériau nécessaire, notamment sous la forme de statistiques et de rapports institutionnels ou émanant de la société civile.

Notre participation active à de nombreux travaux de terrain conduits pour le compte d'organisations internationales, les Nations Unies notamment, nous a permis d'entrer directement en contact avec des victimes, mais également des organisations non gouvernementales, ce qui nous a permis de compléter nos recherches sur le sujet.

Tunis, le 16 juillet 2023

Pr Sofiane Bouhdiba

Propos Introductif

Les réflexions de ce livre sont organisées autour de trois grandes parties, à peu près équilibrées. La première partie de l'ouvrage, répartie en quatre courts chapitres introductifs, décrit brièvement l'épidémiologie du VIH, et notamment les modes de transmission, le cycle de vie du virus, les symptômes et les traitements envisageables.

Elle rappelle ensuite l'histoire du sida, pathologie ancienne mais considérée à tort comme une maladie émergente. Les deux chapitres suivants contextualisent l'épidémie dans le monde arabo-musulman, et présentent avec une approche critique quelques statistiques majeures du VIH en Tunisie.

La deuxième partie du livre traite exclusivement du cas tunisien, et est partagée en cinq chapitres. Elle est davantage orientée vers l'examen des communautés les plus vulnérables face à l'épidémie. Nous examinerons ainsi tour à tour le cas des mères séropositives, les migrants, les homosexuels, les travailleuses du sexe et les toxicomanes. Nous tenterons ici de voir dans quelle mesure la peur, certes exagérée, de ces « classes dangereuses » peut être justifiée.

Dans sa dernière partie, le livre passe en revue, toujours avec un œil critique, les réponses apportées aujourd'hui par le gouvernement, mais également par la société civile, à la propagation du VIH en Tunisie.

Ainsi, après un bref examen du contexte juridique quelque peu particulier, nous essaierons de voir dans quelle mesure la stratégie nationale de prévention combinée du VIH se heurte encore à des barrières, certaines ayant une nature universelle, mais la plupart étant liées à la culture arabo-musulmane.

Nous accorderons une place privilégiée au problème de la discrimination, qui semble inhérent à toute pathologie directement ou indirectement liée à la sexualité.

Première partie

LE SIDA EN TUNISIE

Il convient de rappeler, à l'orée de cette réflexion sur le sida, ce qu'est véritablement une épidémie. Le mot provient du grec *ἐπιδημία*, lui-même composé de *epi* (sur) et *dêmos* (peuple), littéralement « qui circule dans le peuple ».

L'épidémie désigne donc habituellement l'apparition d'un grand nombre de cas d'une nouvelle maladie, ou bien de l'accroissement considérable du nombre de cas d'une maladie déjà existante, dans une région donnée, ou plus simplement au sein d'une communauté[2].

Ce mot, datant de l'antiquité, aurait été employé pour la première fois par Hippocrate à propos des oreillons. Il reviendra systématiquement dans l'histoire de l'humanité, jalonnée de crises démographiques.

Aujourd'hui, le mot « épidémie » peur désigner toute maladie, pas nécessairement contagieuse, et plus largement à tout événement de santé qui affecte un très grand nombre d'individus dans une population.

L'organisation Mondiale de la Santé considère ainsi comme épidémies des phénomènes qui n'en sont pas véritablement, comme l'obésité, les cardiopathies, les cancers, le tabagisme, la dépression, voire l'addiction à Internet.

De fait, l'épidémie moderne est un concept large, qui couvre de nombreuses dimensions. Pour les démographes et les épidémiologistes notamment, il s'agit de « l'excès de cas d'une certaine maladie par rapport à l'expérience passée, compte tenu du lieu, du temps et de la population concernée[3] ».

C'est sur cette base que, depuis le début des années 1980, les gouvernements du monde entier ont solennellement déclaré, les uns après les autres, que le

---

[2] Larousse

[3] Morton R. F., Hebel J. R., Mac Carter R. J., *Epidémiologie et biostatistique*, Doin, Paris, 1998

sida, d'abord désigné sous d'autres expressions plus ou moins folkloriques, était désormais une épidémie de plus, qu'il fallait combattre au travers de stratégies concertées.

Les sociologues en revanche, mais également les anthropologues et dans une moindre mesure les historiens, ne peuvent guère se contenter d'une approche quantitativiste, simplement basée sur l'augmentation des cas dans une population. C'est le cas par exemple de l'anthropologue française Dominique Chevé, qui considère qu'il faudrait systématiquement articuler les dimensions biologiques, sociales et politiques : « On devrait toujours écrire « épidémies » au pluriel pour désigner ces réalités pathologiques et sociales qui constituent les atteintes d'une population par des virus ou des bactéries[4] ». C'est d'ailleurs l'approche que nous tenterons d'adopter, dans la mesure du possible, tout au long de cet ouvrage.

Pour les philosophes enfin, au-delà de ces aspects biologiques, sociaux et politiques, il conviendrait de surcroit d'inclure une analyse approfondie de la relation subtile que peut entretenir l'épidémie avec l'espace/temps[5]. Une telle démarche, pour le moins audacieuse, est possible, puisque toute épidémie a un début et une fin, et peut évoluer d'une manière visible d'un espace à un autre.

Les philosophes français Jean Lombard et Bernard Vandewalle écrivent ainsi : « Chaque épisode épidémique génère une crise, provoque l'entrée dans un monde neuf,

---

[4] Chevé Dominique, *Epidémie*, in Andrieu Bernard, *Dictionnaire du corps*, L'Harmattan, Paris, 2005 ; voir également Chevé Dominique et Signoli Michel, *Les corps de la contagion, corps atteints, corps souffrants, corps inquiétants, corps exclus ?*, in *Dilecta, « Corps »*, n° 5, 2008/2, pp 11-14

[5] Besson Rachel et Bernard Mireille, *Le diabète, une épidémie mondiale ? Construction et qualification d'un fait épidémiologique*, in Chasles Virginie, *Santé et mondialisation*, Lyon, 2010, p. 177

dépourvu de certitudes et basculant dans la défiance envers la gestion de la santé publique, la continuité du progrès et le pouvoir de la science ; toute maladie est déjà par elle-même une rupture dans le cours du temps, un moment qui fait date, une irruption brutale de la finitude : l'épidémie donne à ces traits leur dimension collective et elle assure à partir d'eux la représentation symbolique de la maitrise de la nature[6] ».

Dans tous les cas, lorsque l'épidémie s'étend géographiquement, elle s'adjoint le sinistre préfix « pan » pour désigner une pandémie, c'est-à-dire une épidémie mondiale. Ce fut le cas du choléra[7], de la peste et plus récemment du VIH et du Covid-19.

---

[6] Lombard Jean et Vandewalle Bernard, *Philosophie de l'épidémie. Le temps de l'émergence*, L'Harmattan Paris, 2007

[7] Depuis le début du XIXème siècle, le monde a connu sept pandémies de choléra. La première est partie de Calcutta en 1817, a atteint l'Afrique orientale puis, en 1823 l'Asie mineure, la Russie et l'Europe, pour s'achever en 1824. La deuxième a éclaté en 1826 lors du *hajj* (pèlerinage à la Mecque) et a été propagée par les pèlerins en direction de l'Egypte et de l'Europe. Elle s'achèvera en 1841. La troisième pandémie de choléra part de Chine en 1846, touche le Maghreb puis l'Europe, durant jusqu'en 1861. La quatrième s'installe en Europe du Nord, en Afrique du Nord et en Amérique du Sud, de 1863 à 1876. La cinquième pandémie se déclare en Inde en 1883 et s'étendra à l'Est et à l'Ouest du sous-continent, pour finir en 1896. La sixième pandémie part d'Asie en 1899, s'étend en Russie et en Europe centrale et occidentale, jusqu'en 1923. La septième pandémie a éclaté en 1961 en Indonésie, pour atteindre toute l'Asie en 1962, le Moyen orient et une partie de l'Europe en 1965, l'Afrique en 1970, et finalement l'Amérique du Sud en 1991. Aujourd'hui, le choléra sévit encore d'une manière endémique dans quelques régions africaines et en Inde

Chapitre premier
EPIDEMIOLOGIE DU VIH/ SIDA

Avant d'entrer dans le vif du sujet, il convient de rappeler brièvement la manière dont le Virus d'Immunodéficience Acquise (VIH) pénètre l'organisme du patient, comment il s'y multiplie et comment il se manifeste, avant de voir dans quelle mesure des recours thérapeutiques sont envisageables.

La Transmission du virus

Il existe trois modes connus de transmission du VIH : la voie sanguine d'abord, qui peut se faire par le biais d'une simple blessure, une injection ou une transfusion sanguine. Ce dernier mode a aujourd'hui quasiment disparu, car la transfusion sanguine se fait généralement en milieu hospitalier, et fait donc l'objet d'un contrôle rigoureux, avec notamment un test VIH préalable au don du sang.

Le deuxième mode de transmission est celui de la mère enceinte à son enfant. En effet, le virus détient malheureusement la particularité de pouvoir traverser aisément la barrière hémato-placentaire, pour finalement contaminer le fœtus. Au moment de l'accouchement, le virus est également présent dans le lait maternel, d'où un risque accru de contamination lors de l'allaitement. Nous y reviendrons.

Toutefois, le mode de transmission le plus courant, celui qui justement imprimera au sida cette dimension discriminatoire – une véritable anathème – qui ne le quittera plus, est celui des relations sexuelles, à travers notamment un contact au niveau des muqueuses. Les rapports sexuels de toute nature, non protégés, associés une diversification des partenaires, augmentent les risques de transmission.

La présence d'autres infections sexuellement transmissibles, la menstruation ou les saignements au cours des rapports sexuels sont des facteurs aggravants de la transmission. Les rapports homosexuels entre hommes, qui favorisent les saignements par frottement dans l'anus, font du rapport homosexuel un véritable léviathan dans le monde du sida.

Très peu de temps après l'une de trois formes de primo-infection, la réponse immunitaire est déclenchée sans toutefois pouvoir contrôler l'infection, amenant toujours plus de cellules cibles du virus. C'est la raison pour laquelle la réplication virale durant les premières semaines suivant l'infection est très intense.

Au moindre doute, il convient donc d'effectuer un dépistage. Comme pour le cancer, les thérapies précoces peuvent sauver une vie. Mais contrairement à d'autres pathologies, une personne peut être séropositive et vivre à peu près normalement avec le virus.

Le cycle de vie du VIH

Le VIH appartient à la famille des rétrovirus, c'est-à-dire que son matériel génétique est formé de deux molécules d'ARN identiques. En tant que tel, et à cause de sa grande variabilité, il devient difficile pour les chercheurs de mettre au point un vaccin. En effet, le VIH forme une sphère de 150 nm de diamètre, avec une enveloppe composée d'une membrane lipidique provenant de la cellule infectée, et où sont ancrées deux glycoprotéines : la gp120 et la gp41, qui mutent constamment.

C'est la raison pour laquelle quarante ans de recherche acharnée n'ont pas permis de trouver une réponse[8], alors qu'en une année un vaccin anti-Covid19 avait pu être mis au point.

Ainsi, l'anatomie simplifiée du VIH se présente de la manière suivante :

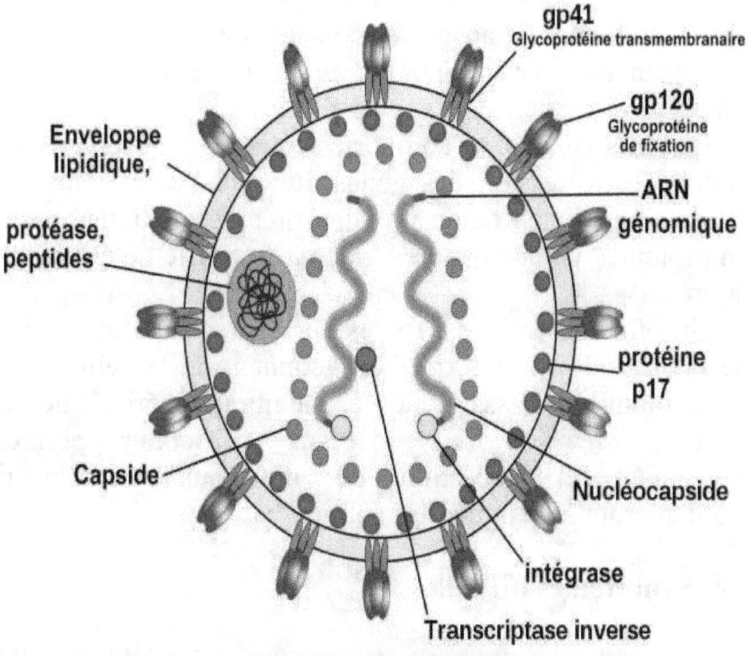

(Source : Ministère de la Santé publique)

Le VIH a pour cibles principales les leucocytes[9]. Il injecte d'ailleurs son matériel génétique au cœur même des CD4, cellules qui dirigent notre système immunitaire. Les cellules ne sont alors plus capables d'identifier le virus ennemi, empêchant une réaction efficace.

---

[8] Cet acharnement de l'industrie pharmaceutique a fait des rétrovirus les virus les plus étudiés au monde

[9] Globules blancs

Le virus a la particularité de n'infecter que quelques cellules ciblées de la muqueuse touchée. Il s'y multiplie ensuite durant les sept premiers jours suivant l'exposition au virus, pour ensuite infecter l'ensemble de l'organisme. Le VIH pénètre ensuite dans la cellule à l'aide des glycoprotéines gp120 et gp41. Il y injecte son contenu, puis transforme son ARN en ADN viral. Ce dernier est alors rapidement transporté dans le noyau de la cellule hôte pour intégrer son génome grâce à une autre enzyme, l'intégrase.

Le virus va ainsi se comporter comme un gène de cette cellule. L'expression des gènes du virus permet alors la fabrication d'une grande protéine précurseur, transformée en protéines virales matures grâce à sa troisième enzyme : la protéase.

Une fois assemblées, toutes ces protéines vont former de nouveaux vibrions qui bourgeonnent de la cellule, en s'entourant au passage de la membrane héritée de la cellule infectée. Ce processus particulier permet finalement la libération de nouveaux virus, qui s'attaqueront à de nouvelles cellules[10].

Les Symptômes du sida

Grosso modo, on peut décomposer l'histoire naturelle de l'infection au VIH en trois grandes phases. Tout commence avec la primo-infection, par exemple un rapport sexuel non protégé avec un partenaire séropositif.

Comme nous l'avions souligné précédemment, peu de temps après la contamination commence la production continue de virus dans les lymphocytes T-CD4+. Le nombre de ces dernières diminue alors rapidement, alors même que le patient reste séronégatif.

---

[10] Ministère de la Santé publique

Ce n'est qu'au bout de 5 à 30 jours après l'infection que les premiers symptômes commencent à apparaître : fatigue, malaises, fièvre, arthralgies[11], céphalées, nausées, vomissements, diarrhées, lymphadénopathie[12], pharyngite, éruption cutanée, perte de poids, ulcérations cutanéo-muqueuses, méningite aseptique, leucopénie, thrombopénie, élévation des enzymes hépatiques...

Le patient est de surcroit soumis à un choc psychologique, car les symptômes sont inhabituels, et la situation empire lorsqu'il apprend brutalement sa séropositivité. Des réactions violentes, qui peuvent aller jusqu'au suicide, sont souvent observées.

On entre ensuite dans la deuxième phase de la maladie, dite asymptomatique. Les professionnels de la santé parviennent aisément à détecter des anticorps anti-VIH, qui indiquent la réponse immunitaire de l'organisme. Même si le patient ne présente aucun symptôme visible de la maladie, situation qui peut durer une vingtaine d'années, les lymphocytes T sont progressivement détruits par le virus. Pour observer l'évolution du mal, les médecins mesurent régulièrement la charge virale du patient.

C'est d'ailleurs ce suivi régulier qui permettra de déclarer la phase ultime, le fatidique stade sida. Le VIH ne tue pas directement le patient, mais il ouvre la voie à des maladies opportunistes, telles que le Toxoplasma, Isospora, Cryptosporidium, Mycobacterium, Treponema, le sarcome de Kaposi, la méningite aseptique…

Le schéma ci-dessous décrit ces différentes phases, qui conduisent bien souvent au décès du patient.

---

[11] Inflammation et douleur d'une articulation et du tissu environnant

[12] Inflammation douloureuse des nœuds lymphatiques, avec augmentation de leur volume

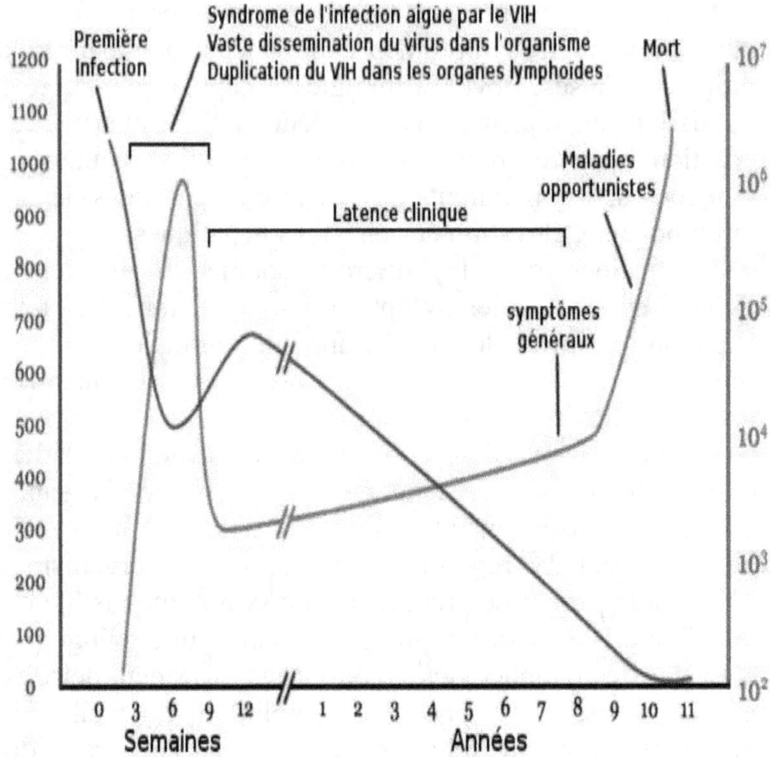

(Source : schéma de l'auteur)

Le traitement

Un traitement adéquat permet de réduire le nombre de T-CD4+, et même dans certains cas de passer en-dessous du seuil de détection, ce qui suscite un premier espoir de guérison.

Toutefois, même si le virus semble absent dans le sang et si le patient ne transmet plus le VIH lors de relations sexuelles, un arrêt thérapeutique peut relancer la charge virale.

A long terme, le traitement risque d'affaiblir l'organisme, et donc réduit l'espérance de vie du patient en voie de guérison. La médecine progresse toutefois rapidement, et les espoirs de trouver une voie de guérison universelle sont toujours possibles.

Au moment même où nous écrivons ces lignes, la recherche nous permet d'être quelque peu optimistes, sans plus.

Chapitre II
L'HISTOIRE DU SIDA

C'est au début de l'été 1981 que les premiers cas de sida sont identifiés et surmédiatisés à Los Angeles, New York puis San Francisco, au sein de la communauté gay. Même si le mystérieux mal est considéré comme une maladie émergente, en réalité la pathologie existe depuis bien longtemps déjà.

Les origines du VIH

La problématique de l'origine du sida, apparu brutalement au début des années 1980, a suscité de nombreux travaux, allant des études académiques rigoureuses aux plus folkloriques[13]. Parmi ces dernières, retenons celle attribuant l'origine du sida à des expériences humaines désastreuses d'un vaccin oral contre la polio, qui auraient été menées au Congo Belge à la fin des années 1950[14].

Certains éléments de la thèse de l'auteur ont survécu jusqu'à ce jour, et en particulier la fabrication du virus à partir de prélèvements de reins de chimpanzés. Comme ce fut le cas en 2019 avec le Covid 19, la thèse complotiste, selon laquelle le virus aurait été délibérément fabriqué en laboratoire par des « puissances étrangères », après avoir

---

[13] Pepin Jacques, *The origins of AIDS*, Cambridge University Press, Cambridge, 2011 ; Timberg Craig et Halperin Daniel, *Tinderbox : how the West sparked the AIDS epidemic and how the world can finally overcome it*, Penguin Press, New York, 2012. Voir également Wolfe Nathan, *The viral storm. The dawn of a new pandemic age*, Times Books, New York, 2011

[14] Hooper Edward, *The river: A Journey to the Source of HIV and AIDS*, Little Brown & c°, New York, 1999

été testé sur des « indigènes », a régulièrement fait la une des médias tout au long des quarante dernières années.

D'autres hypothèses, un peu plus réalistes mais tout aussi loufoques, attribuent l'origine de la pandémie à l'urbanisation en Afrique subsaharienne : pendant plusieurs siècles, le sida y aurait ainsi été limité à quelques communautés rurales, mais c'est à partir du moment où la ville a été introduite par la civilisation européenne, que le virus a pu prendre la dimension épidémique que l'on connait aujourd'hui[15]. C'est en 1959 que le premier cas aurait été découvert à Kinshasa, chez un homme adulte[16]. Le bouc émissaire était tout trouvé.

Au début des années 1980, quelques cas isolés de cancers de peau (sarcome de Kaposi) ou d'amaigrissement sévère apparaissent chez des homosexuels américains. C'est le 5 juin 1981 que le monde découvre officiellement le premier cas de sida, même s'il n'est pas encore désigné comme tel.

Le Center for Diseases Control (CDC) basé à Atlanta rapporte une trentaine de cas de pneumonie qui affectent de jeunes hommes homosexuels. Les cas sont alors désignés sous l'expression de « gay syndrome », et prendront ensuite une dénomination plus scientifique, mais non moins discriminante, le GRID (Gay Related Immune Deficiency).

---

[15] Timberg Craig et Halperin Daniel, *Tinderbox : how the West sparked the AIDS epidemic and how the world can finally overcome it*, Penguin Press, New York, 2012

[16] Hempel Sandra, *L'atlas des maladies. De la peste au coronavirus : une cartographie de la contagion et des épidémies meurtrières*, Robert Laffont, Paris, 2021, p. 196

Un nouveau virus

Il faudra attendre la fin de l'année 1980 pour que l'on se rende compte, avec la multiplication des cas, que la maladie se transmet autant par la voie sanguine que sexuelle, et qu'elle provoque une grave immunodéficience de l'organisme, conduisant à terme au décès du patient.

On se rend compte ensuite progressivement que l'épidémie n'est pas spécifique à la communauté gay, mais qu'elle affecte également les personnes ayant employé une seringue, et notamment les utilisateurs de drogues injectables (UDI) et les individus transfusés.

Au bout d'une année, l'épidémie finit par déborder des frontières américaines. Elle se transforme en pandémie, et le biologiste américain Bruce Raymond Voeller lui attribue alors l'acronyme que l'on connait aujourd'hui. En mai 1983, une équipe de l'Institut Pasteur, dirigée par le virologue français Jean-Claude Chermann, décrit pour la première fois le virus responsable de la maladie et lui attribue le nom de Lymphadenopathy Associated Virus (LAV).

En 1983, on compte à peu près 1300 cas de sida aux Etats-Unis, avec près de 500 décès. Les centres de santé publique commencent alors à communiquer massivement sur le « safe sex », véritable plaidoyer pour des relations sexuelles protégées.

Dès l'année suivante, les efforts de recherche permettent de mettre au point une première réponse, sous la forme de l'AZT, qui présente des propriétés antirétrovirales prometteuses malgré un coût prohibitif et une toxicité encore peu maîtrisée. La multiplication des cas permet également d'identifier les trois différents modes de transmission du virus.

En 1985, les virologues parviennent à isoler un deuxième virus, le VIH-2, moins dangereux, et qui semble endémique en Afrique de l'Ouest. Les premiers tests de dépistage, encore aléatoires, sont mis sur le marché. La riposte commence à s'organiser au niveau mondial.

C'est à peu près à cette époque que commencent à se tenir de grandes conférences internationales sur le sida, signe évident que la pandémie concerne désormais toutes les nations.

La première grande conférence internationale sur le sida se tient aux États-Unis, pays où plus de 23 000 citoyens sont déjà infectés, et dans lequel surtout, près de 13 000 personnes séropositives ont perdu la vie.

En 1986, la communauté scientifique internationale finit par adopter le nom de VIH, et les Nations Unies élaborent un premier programme concerté de lutte contre le sida. Ce dernier ne deviendra le Programme Commun des Nations unies sur le VIH/sida (Onusida) que le 1er décembre 1995.

Parallèlement aux mots sida et VIH, des néologismes apparaissent : séropositif, TME (Transmission Mère Enfant), populations clés, prep… Le lecteur en retrouvera quelques-uns en annexe, dans un lexique.

En 1988, l'Organisation Mondiale de la Santé (OMS) proclame en grande pompe le 1er décembre comme « la journée mondiale du sida ». En 1991, un peintre de New York, Franck Moore, crée un ruban rouge en guise de compassion et de solidarité pour la cause du sida[17], et le porte pour la première fois en 1992 lors des Tony Awards. C'est d'ailleurs l'icône que nous avons choisie pour illustrer la couverture du présent livre.

---

[17] Quelques années plus tard le même ruban, décliné en rose, symbolisera la lutte contre le cancer du sein

La lutte s'organise

En 1993, les premiers vaccins sont testés, avec des résultats peu encourageants, sur des êtres humains. L'année suivante, on se rend compte que la combinaison de deux médicaments, l'AZT[18] et le 3TC[19], se révèlent plus efficaces que la prise d'un seul médicament isolé. A partir de 1996, le protocole sanitaire est basé sur la trithérapie, combinaison de trois médicaments qui empêche la multiplication du virus et restaure progressivement le système immunitaire. Premières lueurs d'espoir après une quinzaine d'années.

Avec la vulgarisation de l'épidémie, les statistiques deviennent progressivement plus fiables, et on se rend compte ainsi que, au début du XXIème siècle, les cas sont concentrés, à plus de 90%, dans les pays en voie de développement. C'est ainsi que la moitié des personnes infectées vivent en Afrique subsaharienne, comme on peut le vérifier dans la carte ci-dessous.

---

[18] Médicament antirétroviral, commercialisé sous le nom de Retrovir, préconisé en association avec d'autres médicaments anti-VIH pour traiter, sans pour autant guérir le sida

[19] Médicament antirétroviral de type INTI (analogue nucléosidique)

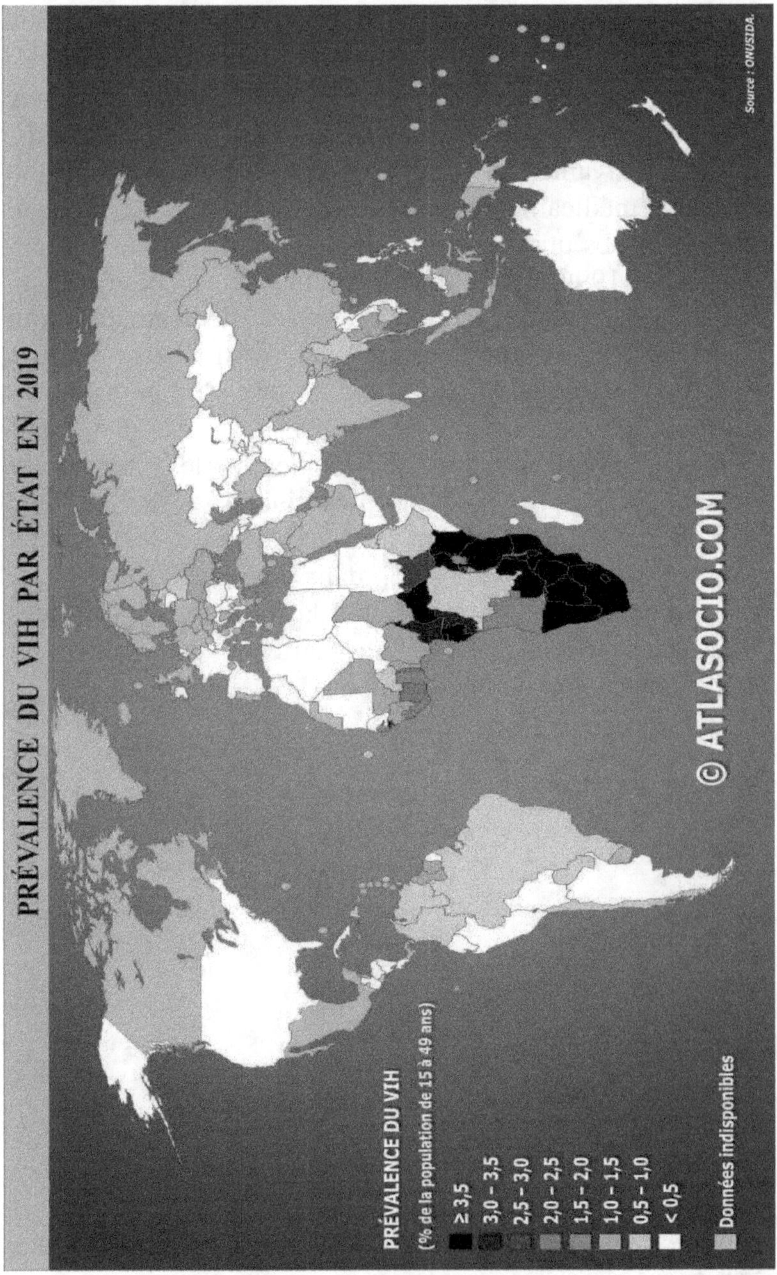
PRÉVALENCE DU VIH PAR ÉTAT EN 2019
PRÉVALENCE DU VIH
(% de la population de 15 à 49 ans)
≥ 3,5
3,0 – 3,5
2,5 – 3,0
2,0 – 2,5
1,5 – 2,0
1,0 – 1,5
0,5 – 1,0
< 0,5
Données indisponibles
© ATLASOCIO.COM
Source : ONUSIDA.

Des pays comme le Botswana ou l'Afrique du sud sont particulièrement touchés, au point de considérer l'épidémie du VIH comme un déterminant majeur de la crise économique. En effet, dans ces pays, les victimes sont majoritairement des citoyens en âge de travailler.

Des écoles y ont même fermé, car les instituteurs ont succombé au virus, des entreprises y ont fait faillite faute d'ouvriers, les bras ont manqué dans l'agriculture.

Le président du Botswana, Festus Gontebanye Mogae, avait même déclaré en 2001, au plus fort de l'épidémie : « Nous sommes menacés d'extinction. Le nombre des gens qui décèdent fait froid dans le dos[20] ».

Nous avions visité Gaborone[21] en 2003, à l'occasion précisément du colloque international « Taking stock of the condom in the era of HIV/AIDS », organisé par l'UIESP (Union Internationale pour l'Etude Scientifique de la Population), et le sida suintait littéralement dans la ville.

Une simple impression peut-être. Mais partout dans les rues désertes, des affiches rappelaient la terrible épidémie qui décimait les jeunes adultes.

Aujourd'hui, quarante ans après la déclaration officielle du premier cas américain, 8 500 personnes sont infectées chaque jour dans le monde. Malgré quelques avancées notables, la recherche piétine, les essais ne sont guère concluants. Et immanquablement, apparaissent des dérives.

---

[20] Hempel Sandra, *L'atlas des maladies. De la peste au coronavirus : une cartographie de la contagion et des épidémies meurtrières*, Robert Laffont, Paris, 2021, p. 202

[21] Capitale du Botswana

Les quarantaines

C'est vers la fin des années 1980, dans la plus grande cacophonie, que les premières mesures de quarantaine internationale sont mises en place, et notamment aux Etats-Unis. Le vieux réflexe humain de la peur de l'étranger porteur du virus, que nous avons largement eu l'occasion d'étudier dans de précédents travaux[22], refait surface avec le nouveau virus inquiétant.

En fait, la discrimination des personnes atteintes de maladie est un phénomène ancien, qui remonte à la plus haute antiquité. Les grandes crises de mortalité ont toujours engendré une peur collective et une forme aiguë d'agressivité de groupe, qui était naturellement canalisée vers les populations marginales.

Dans le cas de la peste noire par exemple, on diabolisait les mendiants, les juifs, les criminels, les prostituées, les lépreux, et d'une manière générale tous ceux qui vivent en marge de la bonne société. Les Juifs notamment, ont payé un lourd tribut aux épidémies, puisqu'ils étaient généralement brûlés vifs sans aucune forme de procès, et leurs biens confisqués. A Mayence, 12000 juifs auraient ainsi été brûlés en quelques jours[23].

Plus près de nous, entre la deuxième moitié du XIXème siècle et la première moitié du XXème siècle, le lien entre maladie et discrimination à la mobilité va prendre un nouveau visage, autour du bassin méditerranéen, dans le cadre des pandémies de peste et de choléra. Ainsi, Entre la première conférence sanitaire internationale qui s'est réunie à paris en 1851 et la quatorzième et dernière de

---

[22] Bouhdiba Sofiane, *Covid 19. Le retour de la peste*, L'Harmattan, Paris, 2020 ; voir également Bouhdiba Sofiane, *Histoire de la quarantaine de la peste à Ebola*, L'Harmattan, Paris, 2016

[23] Brosolet Jacqueline et Mollaret Henri, *Pourquoi la peste ? Le rat, la puce et le bubon*, Gallimard, Paris, 1994, p. 37

1938, la plupart des pays du bassin méditerranéen concluent des accords internationaux sur les systèmes de quarantaines aux frontières nationales.

A son tour, le sida est devenu un moyen légitime pour restreindre l'entrée, le séjour et même la résidence des personnes vivant avec le VIH, au simple motif de leur séropositivité. C'est ce que les polices des frontières de tous les Etats du monde désignent encore sous l'expression « Restrictions au voyage liées au VIH », que la récente crise du Covid 19 avait remis au goût du jour.

La plupart de ces restrictions avaient été imposées par les gouvernements vers la fin des années 1980, lorsque la pandémie de sida suscitait – suscite encore – ignorance, peur, préjugés et stigmatisation. Ainsi, le seul fait d'être séropositif était un prétexte pour refouler les étrangers indésirables, tels que les demandeurs d'asile, les chercheurs d'emploi peu qualifiés, ou pour les priver de leurs droits basiques.

Aujourd'hui encore, quelques gouvernements continuent d'appliquer ces restrictions à l'entrée, au séjour et la résidence des personnes vivant avec le VIH. Deux arguments sont généralement avancés pour justifier cette politique de discrimination : d'abord, des préoccupations historiques de santé publique, qui considèrent que laisser entrer une personne infectée sur le territoire risque de propager le virus. Ce qui n'est pas faux, il faut le reconnaître. Le deuxième argument est d'ordre économique, et considère que le séjour de personnes séropositives risque d'engendrer des dépenses médicales, et notamment en cas de faiblesse des budgets des ministères de la Santé publique.

Concrètement, tout au long des années 1990 et 2000, les voyageurs séropositifs ont connu des humiliations qui ont largement violé le droit international et les Droits de l'Homme. Les violations les plus couramment signalées ont été le dépistage obligatoire, qui se faisait notamment en l'absence des « 3 C » (Confidentialité, Consentement, Conseil)[24] et sans soins médicaux, le refus de délivrer un visa d'entrée, l'alourdissement des procédures de demande d'asile, l'interdiction d'étudier ou de travailler, l'expulsion sans préavis, voire un emprisonnement provisoire.

Fort heureusement, la société civile réagit, suivie par les Organisation Non Gouvernementales (ONG) et les Organisations Internationales (OI). En 2008 par exemple, Onusida créé une « Cellule de réflexion internationale sur les restrictions au voyage liées au VIH », constituée d'individus représentants des gouvernements, la société civile, des ONG/OI, le système des Nations Unies et des personnes vivant avec le VIH.

La cellule, éphémère, a tout de même u le temps de plaider efficacement pour les droits des personnes vivant avec le VIH à la liberté de mouvement et la non-discrimination, et a proposé quelques recommandations aux gouvernements.

La cellule de réflexion avait notamment lancé l'appel suivant : « [Nous demandons] à tous les Etats qui imposent, sous forme de lois, règlements et pratiques, y compris de dérogations, des restrictions à l'entrée, au séjour et à la résidence au motif du VIH, de les examiner et de les supprimer, et de faire en sorte que toutes les personnes vivant avec le VIH ne soient plus exclues, détenues ou expulsées sur la base de leur statut sérologique[25] ».

L'appel a été entériné par le Conseil d'administration du Fond mondial de lutte contre le SIDA, la tuberculose et

---

[24] Programme Commun des Nations Unies sur le VIH/sida, *Déclaration de politique de l'ONUSIDA/OMS sur les tests VIH*, ONUSIDA, Genève, 2004

[25] ONUSIDA, *Rapport de la cellule internationale de réflexion sur les restrictions au voyage liées au VIH*, Genève, 2008, p. 3

le paludisme, et le par le Conseil de Coordination du Programme d'Onusida. Il a surtout permis de tempérer les restrictions imposées aux frontières.

La situation aujourd'hui

Aujourd'hui, les chiffres du sida sont effarants, et dénotent largement de la dureté de la pandémie : depuis l'apparition du premier cas au début des années 1980, 84.2 millions de personnes auraient été infectées par le VIH[26]. On estime aujourd'hui que 40.1 millions seraient décédées du sida. La létalité moyenne, c'est-à-dire sur l'ensemble des cas enregistrés, est donc élevée, de l'ordre de 50%.

Les nouvelles parvenant des autorités sanitaires internationales sont toutefois rassurantes, puisque « De nouvelles données montrent que la prévalence mondiale du VIH – le pourcentage de personnes vivant avec le VIH – s'est stabilisée et que le nombre de nouvelles infections a chuté, partiellement en raison de l'impact des programmes de lutte contre le VIH[27] ».

Ne nous y trompons pas, puisqu'aujourd'hui encore 39 millions de personnes vivraient avec le VIH, et on estime que chaque année 1.5 million d'individus sont infectés, dont 650 000 décèdent. La maladie est donc loin d'avoir reculé, tout au plus avons-nous pu constater un léger recul de sa létalité.

Les traitements évoluent certes, mais semblent bénéficier exclusivement à certaines franges de la population : seules 28.7 millions de personnes, soit les trois quarts, auraient aujourd'hui accès à une thérapie

---

[26] En réalité, les estimations vont de 64 millions d'individus pour l'hypothèse basse à 113 millions d'individus pour l'hypothèse la plus pessimiste

[27] Onusida, 2008

antirétrovirale efficace. Le sida cristallise encore une fois les inégalités des êtres humains face à la mort.

Il y a d'abord les inégalités socio-économiques, puisque les pays riches ont accès à de meilleurs traitements. Ainsi, dans les pays développés, les médicaments antiviraux sont largement disponibles et à des prix abordables, ce qui a quasiment permis de transformer le sida en une maladie chronique, l'aspect discriminant de la maladie conservant toutefois son plein effet.

Dans les pays du Sud en revanche, la généralisation de l'accès aux traitements reste encore laborieuse, même si de gros efforts sont faits par de grandes organisations internationales telles que le Fonds mondial de lutte contre le sida, la tuberculose et le paludisme, Onusida ou le US President's Emergency Plan for AIDS Relief (PEPFAR)[28].

D'autre part, à l'intérieur même d'un pays, les différentes catégories sociales ne bénéficient pas d'un même accès à la trithérapie.

Les inégalités relèvent également de facteurs purement démographiques, puisque les femmes bénéficient d'une meilleure couverture que les hommes, les taux d'accès aux soins étant respectivement de 80% et 70%. Cette différence s'explique notamment par le fait que les femmes consultent plus régulièrement des services de soins, par exemple durant leur vie génésique.

Les femmes ont ainsi plus souvent un suivi gynécologique, ce qui leur permet de bénéficier simultanément de services de counseling, prévention, dépistage ou traitement.

---

[28] Le Cœur Sophie, *Sida*, in *Dictionnaire de démographie et des sciences de la population*, Institut National d'Etudes Démographiques, Paris, 2011, p. 441

Enfin, les adultes[29] vivant avec le VIH ont plus souvent un accès au traitement (76%), contre seulement 52% chez les enfants de moins de 15 ans. Une question de moyens, probablement.

[29] Agés de plus de 15 ans

Chapitre III
SEXUALITE ET SIDA EN ISLAM

Lorsque l'on examine une carte géographique indiquant les principaux indicateurs de morbidité et de mortalité du sida, nous sommes immédiatement frappés par un fait : les pays arabo-musulmans, s'étendant de l'Afrique du Nord au Moyen Orient, semblent indemnes.

Par ailleurs, le Sahara semble diviser le continent africain en deux mondes séparés : au Nord, des pays arabo-musulmans affichant des taux de prévalence du sida négligeables, en tout cas inférieurs dans leur majorité à 0.1%, et au Sud des populations dans lesquelles parfois pratiquement un adulte sur quatre est infecté par le virus du VIH, cas de l'Eswatini[30], le Lesotho ou le Botswana.

En 2021 par exemple, 420 000 personnes sont décédées du sida en Afrique subsaharienne, contre « seulement » 88 000 dans la région MENA, c'est-à-dire en Afrique du Nord et au Moyen Orient.

On peut alors se poser la question suivante : l'islam constituerait-il un rempart contre l'épidémie du sida, du moins dans les pays arabes[31] ? Essayons de vérifier cette hypothèse quelque peu audacieuse, en supposant bien sûr que les chiffres disponibles sont fiables.

---

[30] Nouveau nom du Swaziland, depuis que, le 19 avril 2018, à l'occasion du cinquantenaire de l'indépendance, le roi Mswati III annonce que le pays reprend le nom qu'il portait avant la colonisation. Eswatini signifie « le pays des Swazis » en langue swati

[31] Car, ne l'oublions pas, à défaut d'y être majoritaire, l'islam est une religion pratiquée par une grande partie de la population africaine

L'incertitude des chiffres

Du point de vue de la fiabilité des statistiques démographiques le Population Reference Bureau considère qu'il existe quatre groupes de pays : la catégorie « A » regroupe les pays avec d'une part des statistiques d'état civil complètes et, d'autre part, soit un recensement national datant de moins de 10 ans, soit un registre de population continu.

La catégorie « B » est quant à elle composée de pays qui ont des statistiques d'état civil complètes ou bien un registre de population sans discontinuité et un recensement national datant de moins de 15 ans, la catégorie « C » les pays ayant un recensement datant de moins de 15 ans, une enquête datant de moins de 10 ans ou un système d'enregistrement par sondage. En fin de classement, le groupe « D » comprend les pays ayant peu ou pas d'information démographique, et dans lequel les estimations sont fondées sur des données fragmentaires ou des modèles démographiques.

D'une manière générale, les pays arabo-musulmans disposent de statistiques démographiques fiables, avec une majorité de « B ». Il n'en est cependant pas de même en ce qui concerne les données sur le sida. Le manque, pour ne pas dire l'absence d'informations locales, ainsi que l'incertitude des chiffres publiés par les organismes officiels tels que Onusida, en dit long sur la difficulté de se rendre compte de la situation réelle du sida dans certains pays arabo-musulmans.

Les chiffres officiels publiés sont d'ailleurs des estimations, et non pas un décompte réel des cas d'infection. Bien souvent, les statistiques publiées résultent de la simple application de taux de prévalence plus anciens aux chiffres de la population adulte actuelle[32].

La différence que l'on observe systématiquement entre les deux sources officielles majeures, c'est à dire les gouvernements respectifs d'une part et Onusida de l'autre, est également révélatrice des difficultés d'étudier une pathologie encore considérée comme « honteuse » voire « haram » telle que le sida dans les pays arabo-musulmans. Plusieurs raisons peuvent être ici avancées.

Notre expérience des terrains marocain, tunisien, égyptien et jordanien nous a d'abord permis de nous rendre compte de l'impressionnante épaisseur du mur de silence qui entoure les personnes infectées ou décédées de maladies sexuellement transmissibles, et en particulier le sida. En effet, et on peut le comprendre, ni les personnes concernées, ni les proches ne sont désireux de répondre aux questions relatives à une maladie si mal considérée. Les statistiques plus ou moins fiables de l'épidémie ne font donc finalement qu'alimenter la nébuleuse des *Dunkelziffer*[33].

L'origine du tabou réside principalement dans le mode de transmission du virus. En effet, être séropositif signifie implicitement que l'on a pratiqué le *fsêd*[34], c'est à dire qu'on a eu des rapports sexuels avec un *barani*[35], en tout cas hors du cadre du mariage. Car, au-delà de l'ignorance du grand public, c'est avant tout la méconnaissance du sida qui pose problème. Nous y reviendrons.

---

[32] En 2000 par exemple, pour certains pays africains, on reprenait simplement les taux de prévalence de 1994 ; voir par exemple Onusida, *Le sida en Afrique pays par pays*, Genève, décembre 2000

[33] « Chiffres noirs », concept développé en 1908 par le criminologue et procureur japonais Oba pour faire référence à l'existence de statistiques de qualité médiocre. Pour plus de détails, voir Seelig Ernest, *Traité de criminologie*, PUF, Paris, 1956, p .199

[34] Libertinage

[35] Etranger

Quelques chiffres

Malgré tout, quelques statistiques à peu près fiables sur l'épidémiologie du sida dans les pays arabo-musulmans existent :

Taux de prévalence du sida chez les adultes dans les pays arabo-musulmans, 2022

Pays	Taux de prévalence (%)
Algérie	0.1
Arabie Saoudite	0.024
Bahreïn	0.3
Djibouti	1.3
EAU	0
Egypte	0
Irak	0
Jordanie	0
Koweït	0.1
Liban	0.0625
Libye	0.2
Maroc	0.1
Mauritanie	0.5
Oman	0.1
Palestine	-
Qatar	0.1
Soudan	0.2
Soudan du sud	2.7
Syrie	0
Tunisie	0.01
Yémen	0.1

(Source : Onusida)

Mis à part les cas du Soudan du sud et de Djibouti, les taux de prévalence dans les pays arabo-musulmans se situent tous bien en-dessous de la barre des 0.5%. Il faut reconnaître que des indicateurs si bas ne peuvent être que suspects. Par ailleurs, le fait que de nombreux pays affichent un taux de prévalence nul est une preuve de plus que les statistiques doivent être considérées avec précaution.

Malgré tout, en partant de l'hypothèse que les statistiques reflètent une situation plus ou moins réelle, le sida ne semblerait pas constituer une grave menace dans les pays arabo-musulmans. Y compris en Tunisie.

Islam et sida, le couple improbable

On sait que la sexualité hors du cadre du mariage est proscrite en islam[36], ce qui pourrait constituer d'emblée une première barrière – certes théorique – contre les Maladies Sexuellement Transmissibles (MST) d'une manière générale, et le sida en particulier. Peu importe donc que l'on se marie plus tard en Tunisie[37], puisque de toutes manières la virginité de la femme est a priori préservée jusqu'au jour de son mariage.

Toute la famille de la jeune femme se mobilise d'ailleurs pour contribuer à préserver cette virginité : le père, la mère, mais également les frères, les oncles et les tantes. La pratique ancestrale du « *mouchoir rouge* » montre à quel point il est important pour une jeune mariée d'être vierge la nuit de ses noces[38].

---

[36] Le démographe américain Bongaarts avait démontré en 1978 que la nuptialité expliquait jusqu'à 96% de la variance de la fécondité en Afrique du Nord

[37] L'âge au mariage, qui dépassait à peine celui de la nubilité au début du XXème siècle, est aujourd'hui de 30 ans pour les femmes, 33 ans pour les hommes. Pour plus de détails, voir Bouhdiba Sofiane, *Le mariage en Tunisie. Entre continuité et rupture*, L'Harmattan, Paris, 2022

[38] Pendant la fête, les deux époux s'enferment à l'abri des regards pour avoir leurs premières relations sexuelles. Lorsque le mari réapparaît au

La pratique a aujourd'hui disparu, mais pas le symbole : le mouchoir maculé de sang représente la virginité requise par les sociétés arabo-musulmanes, virginité qui joue en réalité le véritable rôle de protecteur contre le sida. Nous pouvons citer une deuxième pratique, celle de la *khyâta*[39], qui consiste à recoudre l'hymen déchiré des candidates au mariage ayant perdu leur virginité. Cette pratique, assez courante quoique totalement invisible en Tunisie, a pour but de sauvegarder la couleur rouge du mouchoir, mais est inefficace face au sida. Même cause, effets différents donc.

En refusant l'acte sexuel entre personnes non mariées, l'Islam devrait donc théoriquement diminuer les risques de transmission du virus, puisque les changements fréquents de partenaires sont, faut-il le rappeler, un facteur favorisant l'épidémie. Par ailleurs, l'homosexualité étant strictement interdite par l'Islam, les risques de transmission du VIH par sodomie devraient également être – tout aussi théoriquement – réduits[40].

La circoncision

De nombreuses études menées dans les années 1990-2000 semblaient avoir confirmé l'hypothèse que les hommes circoncis avaient une probabilité moindre d'être

---

milieu des convives, le silence se fait et tout le monde l'observe. S'il tend un mouchoir taché du sang de l'hymen déchiré de son épouse, la fête continue à battre son plein ; dans le cas contraire, c'est la honte et l'opprobre pour les deux familles

[39] Couture

[40] Il est bien évident que, bien que peu documentées, les relations sexuelles entre hommes existent en Tunisie. On peut toutefois émettre l'hypothèse que telles pratiques restent limitées à des milieux restreints et marginaux

infectés du VIH[41]. Une comparaison entre 27 études portant sur le lien entre le risque de contracter le virus et la circoncision avait même révélé une probabilité diminuée de moitié[42].

Il est vrai que l'observation des statistiques de prévalence du sida et de circoncision confirme l'effet protecteur de la circoncision : le Zimbabwe, l'Eswatini, le Botswana, l'Afrique du Sud, le Lesotho et la Namibie, par exemple, connaissent une prévalence du VIH supérieure à 20%, tandis que la prévalence de la circoncision y est inférieure à 40%.

La situation est inverse en Afrique de l'Ouest : ainsi, le Sénégal, le Bénin, le Kenya, le Cameroun et la RDC affichent des taux de prévalence du VIH inférieurs à 6%, avec plus de 80% d'hommes circoncis. Hormis la RDC, il s'agit là de pays comptant une forte communauté musulmane.

Pourtant, au-delà de l'euphorie que de telles études peuvent légitimement engendrer, il faut reconnaître que la circoncision ne constitue guère en soi une protection efficace contre le sida. Au contraire, elle peut comporter de réels risques d'infection par le scalpel utilisé. Car la circoncision est d'abord un rituel, même si elle est désormais pratiquée par des chirurgiens, et non plus par

---

[41] Bongaarts John, Reining P., Way P et Conant F., *The relationship between male circumcision and HIV infection in African populations*, AID vol. 3 n° 6, juin 1989, pp. 373-377 ; O'Farell N. et Egger M., *Circumcision in men and the prevention of HIV infection : a meta-analysis revisted*, International journal of STDs and AIDS, vol. 11, n°3, 2000, pp. 137-142 ; voir également Weiss H., Quigley M. A. et Hayes R. J., *Male circumcision and risk of HIV infection in sub-Saharan Africa : a sysematic review and meta-analysis*, AIDS, vol. 14, 2000, pp. 2361-2370

[42] Programme Commun des Nations Unies sur le VIH/sida, *AIDS epidemic report*, Onusida, Genève, Juin 2000, p.70

des barbiers, voire des *tahar*[43]. La circoncision successive de plusieurs enfants, avec le même instrument, se pratique encore dans les campagnes tunisiennes.

La période de cicatrisation est alors particulièrement dangereuse, facilitant les contacts avec le sang infecté et ouvrant une brèche dans la barrière épithéliale. L'activité sexuelle doit alors être interrompue durant la période de cicatrisation, dans le cas de circoncision à l'âge adulte. Par ailleurs, la circoncision pourrait générer un faux sentiment de protection. Ainsi, sous couvert d'immunité, il pourrait y avoir une augmentation du comportement sexuel à risque.

Les liens entre circoncision et sida sont, à notre sens, bien plus complexes qu'on ne le croit, et la question que l'on pourrait se poser ici est la suivante : l'effet apparemment protecteur doit-il être imputé à la suppression du prépuce, ou plutôt au mode de vie des communautés qui pratiquent la circoncision[44] ?

Autrement dit, si les arabes musulmans seraient épargnés par le sida, ce n'est pas parce qu'ils pratiquent la circoncision. Par contre, ils pourraient être moins souvent infectés pour d'autres raisons, et en même temps, ils pratiquent la circoncision. On retrouve encore une fois le vieux débat sur la causalité et la corrélation

Enfin, on sait que certaines communautés pratiquent largement la circoncision, mais sont littéralement décimées par le VIH. On peut citer l'exemple des populations d'Afrique sub-saharienne, ou les communautés gay de San Francisco[45].

Plusieurs facteurs biologiques pourraient expliquer l'effet bénéfique de la circoncision sur l'immunité au VIH.

---

[43] Purificateurs, au sens de circonciseurs

[44] ONUSIDA, *Rapport sur l'épidémie mondiale de VIH/SIDA*, Genève, juin 2000, p. 70

[45] ONUSIDA, *Rapport sur l'épidémie mondiale de VIH/SIDA*, Genève, juin 2000

En premier lieu, la circoncision élimine la majeure partie du prépuce, et en particulier sa face interne, qui est particulièrement perméable au VIH. De plus, le résidu de face interne a tendance à se kératiniser après la circoncision, devenant ainsi perméable au virus. Par ailleurs, la circoncision réduit le risque d'inflammation et de microlésion préputiale liée aux rapports sexuels. Enfin, la circoncision élimine l'espace sous-préputial, qui crée un environnement chaud et humide, favorable à la survie du VIH[46].

Pour toutes ces raisons, la circoncision est aujourd'hui reconnue par l'OMS comme un élément stratégique dans la lutte contre le sida. Un rapport publié en 2007 préconisait ainsi que « La circoncision doit maintenant être reconnue comme une mesure efficace de prévention du VIH », et que « Il faut considérer la promotion de la circoncision comme une nouvelle stratégie importante de prévention de la transmission hétérosexuelle du VIH de la femme à l'homme[47] ».

La déclaration des leaders religieux des états arabes

En décembre 2004, 80 leaders des religions musulmanes et chrétiennes de 18 Etats arabes avaient signé une déclaration confirmant leur intérêt pour la lutte contre la pandémie du VIH/sida en Afrique, le besoin d'une action immédiate et leur volonté de coopérer dans la lutte contre cette maladie.

La « Déclaration du Caire », ratifiée à cette occasion, contenait ainsi quelques articles significatifs, qui montrent

---

[46] Auvert Bertrand et Legeai Camille, *La circoncision, un espoir de réduction de l'infection à VIH en Afrique australe*, in Médecine/sciences volume 24, n° 5, mai 2008, p. 499

[47] Onusida, *New data on male circumcision and HIV prevention : policy and programme implications*, Genève, Onusida, 2007

en tous cas que la religion pourrait constituer une sorte de plateforme d'action commune pour les pays arabes :

- « Les responsables religieux ont le devoir de promouvoir la vertu et les valeurs religieuses et de valoriser la relation des peuples avec leur Créateur ;
- Ils sont solidaires avec les personnes infectées par la maladie et les encouragent à prier afin de recevoir la grâce et l'aide divines ;
- Les malades sont nos frères et sœurs, et nous devons les soutenir dans la recherche de la guérison divine pour chacun d'entre eux ;
- Nous insistons sur la nécessité de briser le silence à partir des pupitres de nos mosquées ;
- Nous avons pris note des interpellations médicales pour l'usage des différentes mesures préventives afin de réduire les dommages sur nous-mêmes et sur les autres ;
- Nous insistons sur la nécessité d'aller vers les groupes vulnérables qui sont plus exposés à l'infection du VIH/sida, y compris les agents du commerce du sexe et leurs clients ;
- Nous invitons les médias à respecter la déontologie dans les informations qu'ils présentent ;
- Nous plaidons pour le droit des femmes de se protéger contre le VIH/sida ;
- Les personnes vivant avec le VIH/sida et leurs familles méritent les soins, le soutien, l'attention et l'éducation ;
- Nous rejetons toutes formes de discrimination, d'isolement, de marginalisation et de stigmatisation des personnes vivant avec le VIH/sida ; nous insistons sur la défense de leurs libertés fondamentales et de leurs droits ;
- En tant que leaders religieux, nous devons interpeller nos membres du gouvernement, les institutions de notre société civile, les ONG et le secteur privé dans le

but de susciter l'action et une coopération rapprochée dans la riposte à cette pandémie ».

Même si cette action n'a point eu les résultats escomptés en matière de coopération internationale, voire même régionale, on peut en déduire qu'une perception positiviste peut émaner des leaders religieux.

En Ouganda par exemple, l'Association Médicale Islamique d'Ouganda avait présenté les points d'action suivants, une sorte de guide pour les leaders religieux du pays :

- « Applique-toi à une telle variété de programmes que tu accumules un bon bagage de connaissances sur le VIH/Sida ;
- Forme des partenariats et des réseaux avec les membres des autres confessions pour partager la richesse des expériences des initiatives inter-religieuses existantes ;
- Participe activement aux initiatives de plaidoyer afin d'influencer les politiques pour une participation effective des jeunes à la planification, programmation et à l'application des interventions sur le VIH/Sida ;
- Conduis des recherches opérationnelles au sein des communautés des jeunes afin d'élaborer des programmes sur le VIH/Sida qui leur soient compréhensibles ;
- Conduis les recherches spirituelles pour être capable d'intégrer efficacement les Saintes Ecritures dans le programme du VIH/Sida ;
- Sois un modèle dans les interventions sur le VIH/Sida au sein des communautés de jeunes ;
- Développe un syllabaire inter religieux pour la formation des jeunes ;
- Fais usage des meilleures pratiques existantes dans les initiatives des jeunes et démultiplie-les là où cela est nécessaire.

Chapitre IV
LE SIDA EN TUNISIE

Le premier cas de sida est apparu en Tunisie en 1985 soit, mondialisation oblige, très peu de temps après le premier cas américain. Après une longue période d'incertitude, le typage des souches des virus identifiés chez les malades a permis de mieux connaitre l'agent causal en Tunisie.

Le ministère de la Santé publique avait ainsi officiellement annoncé : « Les souches circulant en Tunisie sont quasi exclusivement le VIH de type 1 avec moins de 20 souches de VIH2 identifiées au cours des 30 dernières années. Un séquençage de 24 souches de VIH-1 a été réalisée en 1999 : 23 étaient de sous-type B et 1 sous-type A/C (9). En 2009, 63 souches ont été génotypées par séquençage : 55 génotype B, 5 CRF-02 : recombinant A-G (8%), 2 double recombinants et 1 génotype D[48] ».

La question des chiffres

Même si les statistiques de décès sont globalement fiables en Tunisie, il faut souligner que les chiffres concernant le sida doivent être analysés avec la plus grande prudence. Aujourd'hui, l'Organisation Mondiale de la Santé donne des causes de décès la définition suivante : « Toutes les maladies, états morbides ou blessures qui ont abouti ou contribué au décès, ainsi que

---

[48] République tunisienne, Ministère de la Santé Publique, Direction des Soins de Santé de Base, *Enquête sérocomportementale du VIH auprès des travailleuses du sexe clandestines en Tunisie*, DSSB, Tunis, 2018, p. 28

les circonstances des décès ou des actes de violence qui ont provoqué ces blessures[49] ».

La cause de décès procède donc en réalité d'un enchaînement complexe, dans lequel il faut faire la distinction entre la cause immédiate, la cause initiale et la cause associée du décès. Le certificat de décès tunisien comporte d'ailleurs ces trois niveaux de causalité. Ainsi, quatre lignes sont mises à la disposition du médecin constatant le décès, avec un connecteur logique « due ou consécutive à… ».

La cause immédiate est définie par le diagnostic clinique du médecin qui constate le décès. S'il s'agit d'un décès par maladie, la cause immédiate du décès correspondra à la phase d'évolution terminale de la maladie, ou à une complication éventuelle. En remontant la chaîne de causes, il se trouvera nécessairement en amont une « cause initiale de décès ».

Il s'agit de l'évènement situé en amont du processus mortel. Toutes les autres causes de décès, et en fin de chaîne la cause immédiate, ne sont finalement que la conséquence directe ou indirecte de la cause initiale du décès. Enfin, sous la rubrique « causes associées », sont regroupés les différents états morbides ou physiologiques, tels que la grossesse, le stress ou l'emprise de l'alcool, et ayant contribué, même de manière très indirecte, au décès. C'est assurément la cause la plus délicate à cerner lors de l'observation du processus mortel[50].

Nous avons souvent eu l'occasion de dépouiller des certificats de décès, et notamment ceux conservés dans les archives du centre hospitalo-universitaire Charles Nicolle et de l'Unité d'information sur le vieillissement et les

---

[49] Organisation Mondiale de la Santé, *Classification Internationale des Maladies,* OMS, Genève, 1975

[50] Bouhdiba Sofiane, *La mortalité urbaine en Tunisie,* Centre de Publication Universitaire, Tunis, 2012

causes médicales de décès à l'Institut National de la Santé Publique. Cela nous a permis de constater que c'est généralement la cause immédiate qui est exclusivement mentionnée sur le document officiel, tous les autres facteurs étant occultés[51].

Dans le cas du sida, il aurait pourtant été intéressant de connaître le poids relatif des différents facteurs en cause, tels que l'éducation sexuelle, les circonstances du dépistage, le budget alloué à la prise en charge, les pratiques sexuelles, les freins socioculturels à l'accès à la prévention, la réaction des proches…

C'est en tous les cas l'approche privilégiée par le démographe américain Henry Mosley, pour qui « Les causes de décès ne doivent pas être considérées comme des déterminants biologiques de la mortalité, mais comme le dernier maillon de la chaîne allant des facteurs socio-économiques à la mort, en passant par un certain nombre de variables intermédiaires[52] ».

De ce point de vue, peut alors être considérée comme « variable intermédiaire » un déménagement dans un quartier populaire et de mauvaises fréquentations ayant conduit à une addiction à une drogue injectable, puis dans un deuxième temps à une infection au travers d'une seringue partagée avec d'autres toxicomanes.

Le démographe français Jacques Vallin reprend cette singulière perception de la mort comme une succession logique d'états morbides : « La mort ne peut plus être considérée comme un événement brutal, mais plutôt comme l'aboutissement d'un long processus durant lequel l'individu a souffert, plus ou moins longuement, de maladies ou de handicaps qui, combinés à ses

---

[51] Bouhdiba Sofiane, *La mortalité urbaine en Tunisie,* Centre de Publication Universitaire, Tunis, 2012

[52] Vallin Jacques, D'Souza Stan, Palloni Alberto, *Mesure et analyse de la mortalité*, PUF, Paris 1988, p.382

caractéristiques génétiques et physiologiques, ont modifié ses risques de décès[53] ».

Comment alors distinguer les poids relatifs, les « taux de participation » de chacune de ces différentes causes de décès ? Jacques Vallin propose d'appréhender le risque de décéder comme une véritable fonction mathématique, pondérée de tous les risques connus durant le vécu de chaque individu.

Le démographe français avance même, dans un souci de modélisation de la cause de décès, plusieurs possibilités de pondération : « On pourrait, par exemple, caractériser chaque individu, à âge égal, par un indice moyen de toutes les situations qu'il a traversées. On peut au contraire penser que l'importance des expériences vécues décline à mesure que le temps passe et accorder en conséquence davantage de poids aux expériences les plus récentes. Il est également possible que les conditions et expériences très récentes n'aient pas eu le temps de peser sur la mortalité, et qu'il faille donc au contraire leur accorder un poids plus faible[54] ».

La question de la définition exacte de la cause du décès se pose d'une manière particulièrement ardue dans le cas du sida, du fait de l'aspect polymorphe complexe de la maladie. En effet, le VIH ne cause pas directement la mort, comme le ferait par exemple Yersina pestis ou le Coronavirus. Il réduit les anticorps actifs contre les antigènes étrangers.

Il détruit ainsi progressivement le système immunitaire du patient, le mettant à la merci de l'une des nombreuses maladies opportunistes qui nous guettent depuis la naissance : comment être certain alors si le patient est

---

[53] Vallin Jacques, D'Souza Stan, Palloni Alberto, *Mesure et analyse de la mortalité*, PUF, Paris 1988, p. 351

[54] Vallin Jacques, D'Souza Stan, Palloni Alberto, *Mesure et analyse de la mortalité*, PUF, Paris 1988, p. 351

décédé du sida ou d'une simple pneumonie, à laquelle il aurait survécu s'il était séronégatif ? Nous tenterons malgré tout d'analyser l'épidémiologie du sida en Tunisie.

Le sida en Tunisie

En Tunisie, les données relatives à l'épidémiologie du sida proviennent exclusivement du système de surveillance des maladies à déclaration obligatoire, des rapports des services de prise en charge des PVVIH, ainsi que des statistiques issues du laboratoire de référence qui centralise au niveau national, la confirmation de l'infection par le VIH par Western-Blot[55].

Au vu de ces statistiques officielles, la prévalence du VIH reste stable et faible depuis 1997, de l'ordre de 0.015%. La transmission est essentiellement hétérosexuelle, à raison de 59.2%. Les autres modes de transmission du VIH sont les injections de drogue (20.8%), les relations homosexuelles (12.2%), la transmission materno-fœtale (4.2%) et la transmission via des produits sanguins contaminés, le sang notamment (3.6%)[56]. Comme dans la plupart des autres pays, ce dernier mode de transmission a quasiment disparu Ainsi, sur les 200 000 poches de sang collectées chaque année

[55] En français, transfert de protéines. Il s'agit d'une méthode de biologie moléculaire permettant la détection et l'identification de protéines spécifiques dans un échantillon biologique à l'aide d'anticorps dirigés contre ces mêmes protéines que l'on souhaite détecter

[56] Pharos global health advisor, *Plan d'action de préparation à la transition du financement de la riposte au VIH en Tunisie*, Pharos, Tunis, Octobre 2021, p. 11

par les banques du sang, le nombre de cas contaminés reste très faible[57].

Avec une moyenne de 472 nouvelles infections par an ces dernières années, on peut considérer la Tunisie comme un pays à faible prévalence de VIH. Le problème de la sous-déclaration reste entier, certes. Pourtant, le sida est une maladie à déclaration obligatoire. La loi oblige ainsi les médecins et les biologistes à faire parvenir une déclaration confidentielle, au ministère de la Santé publique, avec une copie à la Direction des Soins de Santé de Base (DSSB).

La déclaration se fait sur la base d'un premier test de dépistage, qui doit être systématiquement confirmé par un second test, effectué dans le laboratoire national de virologie de Charles Nicolle. Par ailleurs, des enquêtes sérocomportementales confirment régulièrement que la population est globalement saine, quoique le VIH se concentre sur certaines populations, dites clés.

Quelques chiffres

La situation épidémiologique du VIH est stable, même si on note une augmentation de l'incidence depuis le début des années 2010, notamment au sein de la population des immigrés.

Aujourd'hui, le nombre de PVVIH est de 4500, dont 1400 sous trithérapie dans les quatre services de référence de Tunis, Sousse, Monastir et Sfax, et 1015 en suppression virale.

La prévalence est donc de seulement 37 pour 100 000 habitants. Paradoxalement, la prévalence est en constante augmentation, car la trithérapie permet une survie des

[57] Association Tunisienne d'Information et d'Orientation sur le Sida et la Toxicomanie, *Enquête sérocomportementale du VIH/VHC auprès des usagers de drogues injectables en Tunisie*, ATIOST, Tunis, 2017

personnes séropositives sans les guérir, ce qui gonfle finalement les rangs des personnes infectées.

Incidence du VIH, Tunisie, 1987-2016

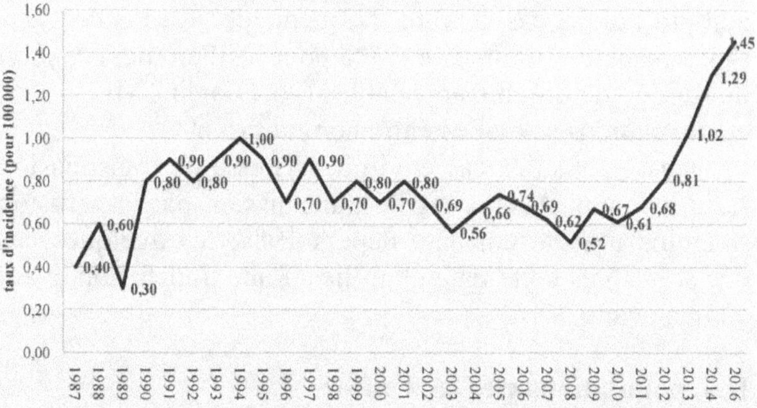

(Source : schéma de l'auteur, à partir de données du ministère de la Santé publique)

Si on examine de plus près le profil démographique des PVVIH, on constate une baisse du ratio de masculinité, ce dernier passant de 3 (c'est-à-dire 3 hommes pour 1 femme) en 1986 à 2.1 en 2016.

Par ailleurs, la distribution par âge des nouveaux cas indique un vieillissement de la population des PVVIH. Ainsi, jusqu'en 1995, il y avait une prédominance des jeunes de moins de 30 ans parmi les PVVIH, et ils représentaient plus de la moitié des nouveaux cas. Aujourd'hui, on observe que près de la moitié (49.5%) des cas enregistrés sont âgés de 25 à 39 ans, avec une surreprésentation de la tranche d'âge 30-34 ans (20% de l'ensemble).

Enfin, l'infection au VIH semble se concentrer dans deux régions : le Grand Tunis (Tunis, Ariana, Manouba, Ben Arous) et le Centre-Est (Sousse, Monastir, Mahdia et Sfax). Ces 2 régions côtières, qui représentent les deux grands pôles économiques et culturels du pays, regroupent à elles seules les trois quarts des cas d'infection au VIH en Tunisie.

Les modes de transmission du VIH diffèrent selon le sexe. La transmission suite à un rapport hétérosexuel est aujourd'hui le cas le plus fréquent, de l'ordre de 57% (46% pour les Hommes et 77% pour les Femmes)[58], suivi de l'usage de drogues injectables (20.4%), la TME (4.1%) et les relations sexuelles entre hommes (5.6%).

Dans 12.5% des cas environ, le mode de transmission reste inconnu. Aucun cas de transmission par transfusion sanguine n'a été constaté depuis 1987, les quelques cas déclarés après cette date étant liés à une transfusion ayant eu lieu avant 1987.

Les populations clés en Tunisie

Les différentes études sérocomportementales conduites depuis 2009 avaient démontré que la prévalence du VIH était « concentrée » auprès des populations les plus à risque, que l'on désigne aujourd'hui sous l'expression bien étrange de « populations clés ».

Même si personne n'est véritablement à l'abri du mal, trois communautés sont particulièrement vulnérables : les homosexuels d'abord, car ils pratiquent la sodomie. Or, la muqueuse anale, richement vascularisée, saigne plus facilement, provoquant l'entrée du virus chez le partenaire passif, à partir du sperme infecté du partenaire actif[59].

La vulnérabilité des prostituées, hommes ou femmes, au VIH n'est plus à démontrer, et on savait depuis

---

[58] Avant 1996, le mode de transmission le plus fréquent chez les hommes était pourtant l'échange de seringues lors de l'injection de drogues intraveineuses

[59] Sournia Ruffié, *Les épidémies dans l'histoire de l'homme. De la peste au sida*, Flammarion, Paris, 1995, p. 214

l'antiquité qu'elles étaient des facteurs de transmission de maladies vénériennes.

L'autre voie privilégiée de contamination du VIH est le sang. Les instruments souillés, les seringues notamment, représentent ainsi un vecteur de transmission chez les individus qui se droguent en se transmettant une même seringue. De ce point de vue, l'usage de seringues à usage médical, les prises de sang ou l'acupuncture peuvent également être considérés comme des actes thérapeutiques à haut risque.

C'est ainsi que la prévalence du VIH est estimée à 11.2% pour les Hommes ayant des Relations sexuelles avec les Hommes (HSH), 6% pour les Utilisateurs de Drogues Injectables (UDI) et 1.2% pour les Professionnelles du Sexe (PS). Ces trois communautés, marginalisées et ayant un moindre accès aux services de prévention combinée, sont bien plus exposées au risque d'infection par le VIH.

La dernière étude sérocomportementale, menée en 2021, a d'ailleurs fait ressortir que la taille de ces populations est estimée à 28 000 pour les HSH, à 47 000 pour les TS et à 9 000 pour les UDI et les populations de transgenres[60], ces derniers restant encore assez mal identifiés.

Une communauté non négligeable donc, qui contribue par sa taille et surtout son manque de visibilité, à la dynamique de la transmission du virus, mais qui peut également jouer un rôle clé dans le contrôle de l'épidémie. Les comportements à risque, et notamment la sexualité non protégée et l'échange de seringues infectées, peuvent se cumuler au sein de ces communautés, créant un cocktail explosif.

---

[60] Pharos global health advisor, *Plan d'action de préparation à la transition du financement de la riposte au VIH en Tunisie*, Pharos, Tunis, Octobre 2021, p. 12

D'autres communautés encore plus vulnérables n'apparaissent pas dans les chiffres officiels. Trop peu nombreuses, discriminées, elles sont encore dans le déni le plus total : « La prévalence parmi les populations vulnérables des migrants, les populations carcérales[61], et les personnes vivant avec un handicap est inconnue du fait de l'absence de données épidémiologiques fiables[62] ».

Même si l'incidence du sida n'est pas particulièrement élevée en Tunisie, on peut donc craindre que les chiffres officiels ne reflètent que partiellement la réalité, occultant même certaines communautés.

Par ailleurs, les rapports nationaux semblent démontrer que l'épidémie progresse, puisqu'entre 2010 et 2019 l'incidence a augmenté de 29%, tandis que les décès ont plus que triplé.

Au-delà des dimensions statistique et épidémiologique, cette identification des groupes à risque a largement contribué à la discrimination de certains groupes sociaux. Identifier pour exclure, comme le souligne si bien l'historien américain David Caron : « Toutes ces représentations ont servi à produire des identités par rapport auxquelles il devenait impossible de se positionner : soit le sida me concerne, soit il ne me concerne pas selon que je peux ou non m'identifier à un ou plusieurs des modèles référentiels présentés…

Jusqu'au milieu des années 1980, il suffisait de se dire : « Je ne suis jamais allé aux Etats-Unis ou en Afrique, je ne me suis jamais fait sodomiser, je n'ai jamais reçu de

---

[61] Estimée à 22 663 détenus répartis dans 36 institutions pénitentiaires

[62] Pharos global health advisor, *Plan d'action de préparation à la transition du financement de la riposte au VIH en Tunisie*, Pharos, Tunis, Octobre 2021, p. 11 ; voir également ONUSIDA, *Rapport d'activité sur la riposte au sida*, Tunis, avril 2014, p.11

transfusion sanguine, je n'ai jamais pris d'héroïne par voie intraveineuses… » pour ne pas avoir à s'inquiéter[63] ».

Autrement dit, l'infection au VIH entraîne la mort sociale de certains individus. Voyons cela de plus près, dans le cas de la société tunisienne moderne.

---

[63] Caron David, *Sida*, in Di Folco Philippe, *Dictionnaire de la mort*, Larousse, Paris, 2010, p. 962

Deuxième partie

LES CLASSES DANGEREUSES

L'historien croate Mirko Dražen Grmek rapporte quelques citations spontanées qui en disent long sur la dimension ultra-discriminante du sida : « Cette maladie, disait une dame américaine interviewée, affecte des hommes homosexuels, des drogués, des Haïtiens et des hémophiles ; grâce à Dieu elle ne s'est pas encore propagée parmi les êtres humains» ; « Si elle s'attaquait à tout le monde, ce serait une crise terrible », déclarait l'un de ses concitoyens.

Et, quand le journaliste lui demanda comment il voyait la situation si le mal restait circonscrit, il répondit : « C'est Dieu qui punit les homosexuels ». Un autre américain déclara qu'il espérait que les savants trouveraient rapidement un traitement efficace, puis ajouta malicieusement « Pas trop rapidement[64] ».

Pour l'historien américain David Caron, « Les malades ou les porteurs du virus (VIH) ont d'abord été stigmatisés selon un processus métonymique : le sida, c'est la personne contaminée par le virus[65] ».

L'écrivaine américaine Susan Sontag avait à son tour dénoncé cette attribution injuste mais systématique d'une signification à une maladie, car le malade porte désormais en lui les maux et les contradictions de la société, et devient une sorte de bouc émissaire. Elle s'offusque notamment de la discrimination dont étaient victimes aux Etats-Unis les membres du « club des 4H », c'est-à-dire les Homosexuels, les Hooker[66], les Haïtiens et les Hémophiles.

Certains auteurs avaient même attribué la chute du régime Duvalier en Haïti à l'épidémie naissante de VIH/sida. C'est en tous cas la thèse défendue par

[64] Grmek Mirko Dražen, *Histoire du sida*, Payot, Paris, 1989, p. 70
[65] Caron David, *Sida*, in Di Folco Philippe, *Dictionnaire de la mort*, Larousse, Paris, 2010, p. 961
[66] Prostituées

l'historien britannique Richard John Evans : « En juillet 1982, le New York Times affirmait que ce fléau mortel [le sida] ne touchait pas seulement les homosexuels, mais qu'il était endémique, y compris en Haïti, pour des raisons apparemment fort obscures.

La publicité accordée par la suite à cette révélation eut pour conséquence de faire chuter le nombre des touristes américains en Haïti ; ce chiffre passa de 70 000 pendant l'hiver 1981-1982 à seulement 10 000 la saison suivante, puis à un niveau encore plus faible au cours des trois années ultérieures. Le tourisme occupait la seconde place parmi les sources de revenus d'un Etat très pauvre, et la chute de cette activité fut à l'origine d'une crise économique.

Celle-ci s'accompagnait d'une agitation grandissante de plus en plus sévèrement réprimée et qui se termina, au tout début de l'année 1982, par la chute du président à vie « Baby doc » Jean-Claude Duvalier, dont on disait à cette époque qu'il avait le sida[67] ». Cette crainte d'une explosion sociale, voire d'un soulèvement populaire et d'une révolution, avait à nouveau hanté la plupart des régimes non démocratiques tout au long de la pandémie de Covid-19.

Concrètement, la discrimination liée au sida peut prendre de nombreuses formes. En effet, les PVVIH font systématiquement face à des préjugés, à des jugements négatifs et finalement à des traitements injustes dans divers domaines de leur vie, tels que l'emploi, le logement, l'éducation, l'accès aux soins de santé, ou encore l'accès au marché nuptial. Ces discrimination sont

---

[67] Evans Richard John, *Epidemics and revolutions : Cholera in nineteenth-century Europe. Past and present*, in *Past and present*, volume 120, août 1988, pp. 123-146 ; voir également Bourdelais Patrice, *Peurs et terreurs face à la contagion*, Fayard, Paris, 1988, p. 107

générées par la peur, l'ignorance, la méconnaissance ou les stéréotypes qui se transmettent de père en fils depuis le début des années 1980.

A ce stade de la réflexion, notre propos sera d'illustrer cette discrimination liée au sida à travers l'examen de la mort sociale d'un ensemble d'individus, que nous avons sciemment regroupés sous l'étiquette sulfureuse de « classes dangereuses », pour reprendre l'expression cinglante de l'historien français Louis Chevalier[68].

Nous examinerons ainsi tout à tour les drames vécus au quotidien par les « populations clés », c'est à dire les homosexuels, les toxicomanes et les travailleuses du sexe. Nous nous intéresserons également au cas des mères infectées, ainsi que les immigrés dans la société tunisienne moderne.

---

[68] Chevalier Louis, *Classes laborieuses et classes dangereuses à Paris pendant la première moitié du XIXème siècle*, Pion, Paris, 1958

Chapitre V
LA TRANSMISSION MERE-ENFANT

PTME : quatre initiales, qui représentent aujourd'hui une composante essentielle de la santé publique. Mais qui peuvent être à l'origine de graves discriminations en Tunisie. En effet, la Prévention de la Transmission de la Mère à l'Enfant consiste à empêcher une mère enceinte d'infecter le nouveau-né. Donner la vie sans transmettre le VIH, une équation insoluble ?

En fait, la stratégie de PTME est particulièrement importante en Tunisie, car elle peut contribuer à atteindre au moins quatre des huit Objectifs du Millénaire pour le Développement (OMD)[69] : combattre le VIH, réduire la mortalité infantile, améliorer la santé maternelle, mais également promouvoir l'égalité des sexes au travers de la lutte contre les discriminations de genre[70], point qui nous intéressera plus particulièrement ici. On retrouvera plus tard indirectement la PTME dans les Objectifs du Développement Durable (ODD) qui prendront le relais en septembre 2015, avec effet à l'horizon 2030.

Nous nous intéresserons ici plus spécifiquement à la discrimination exercée contre les mères séropositives dans la société tunisienne, ainsi qu'à l'impact de ces attitudes discriminatoires sur l'efficacité de la lutte contre la TME dans la population.

---

[69] Les huit objectifs formaient en réalité un (trop) ambitieux plan de développement approuvé par l'ensemble des pays du monde et par la plupart des grandes organisations internationales, avec pour date butoir l'année 2015

[70] UNAIDS, *Outlook report*, UNAIDS, Genève, 2010

La TME en Tunisie

La transmission mère-enfant, que l'on qualifie parfois à juste titre de « verticale », représente le moyen le plus courant de transmettre le VIH à un enfant. Malgré l'élaboration d'une stratégie nationale de PTME depuis 2010 et l'implémentation de la proposition systématique du test VIH pour les femmes enceintes à la première consultation prénatale, la transmission du VIH de la mère à l'enfant reste élevée, de l'ordre de 27.6%, avec seulement 54% des femmes enceintes vivant avec le VIH ayant un accès au TAR, et 20% des enfants effectuant un diagnostic précoce de l'infection à VIH[71].

Généralement, le risque pour qu'une mère infectée transmette le virus à son enfant peut varier de 15% à 50%, selon que la mère allaite au sein ou non[72]. En Tunisie, le risque de transmission de la mère à l'enfant est maintenant relativement maîtrisé, puisqu'on enregistre seulement 4 à 5 cas par an. Une quarantaine d'enfants[73], à peu près équitablement répartis entre les deux sexes, suivent actuellement un traitement régulier. Il faut noter que, avec une létalité voisine de 40%[74], les enfants VVIH sont particulièrement vulnérables.

Il est intéressant de noter que la moitié de ces enfants se trouvent dans une situation sociale précaire. Au service

[71] République tunisienne, Ministère de la Santé Publique, Direction des Soins de Santé de Base, *Stratégie de dépistage de l'infection à VIH. Plan Opérationnel 2022-2023*, DSSB, Tunis, Novembre 2021

[72] République tunisienne, Ministère de la Santé publique, Direction des Soins de Santé de Base, *Prévention de la transmission mère-enfant du VIH. Manuel du formateur*, DSSB, Tunis, 2009, p. 2

[73] C'est-à-dire âgés de moins de 15 ans

[74] Abdelmalek R., Kacem S., Berriche A., Ammari L., Aissa S., Ghoubantini A, Kilani B., Kanoun F., Tiouiri Benaissa H., *L'infection à VIH chez l'enfant : expérience du service des maladies Infectieuses la Rabta*, Tunis, 2015

infectieux[75] de la Rabta par exemple, 48% des enfants VVIH sont orphelins ou issus d'un couple séparé. Encore une fois, les chiffres sont négligeables si on les compare aux chiffres planétaires : 3.4 millions d'enfants VVIH, 390 000 nouveaux cas et 250 000 décès annuels.

D'après l'OMS, en l'absence de tout traitement préventif, 20% à 45% des nouveaux nés peuvent être infectés par le VIH. Les risques peuvent être estimés à 5% à 10% durant la grossesse, 10% à 20% pendant l'accouchement, puis 5% à 20% au cours de l'allaitement maternel.

Allaitement et VIH

Etonnamment, l'allaitement exclusif au sein[76] n'est que de 13.5% en Tunisie. C'est l'un des taux les plus bas au monde, et cela pourrait expliquer en partie la rareté des cas de TME. Il faut dire que, contrairement à d'autres pays du nord de l'Europe, la législation en vigueur n'encourage pas véritablement les jeunes mères tunisiennes à allaiter : la durée du congé maternité est limitée à dix semaines après l'accouchement dans le secteur public, et à trente jours seulement dans le privé[77].

Pourtant, dans les sociétés nord africaines, la pratique de l'allaitement est largement valorisée. La durée de l'allaitement y est sensiblement supérieure aux autres pays, puisqu'elle devrait être théoriquement de deux années lunaires, selon la tradition coranique. C'est ainsi que le *Coran* énonce : « Et les mères, qui veulent donner

---

[75] C'est sous cette expression anonyme que sont désignés les quatre services de prise en charge du sida en Tunisie

[76] Pratique consistant à ne donner au nourrisson que du lait maternel pendant les six premiers mois

[77] Une loi oblige pourtant les entreprises de plus de cinquante salariées femmes à disposer d'une salle pour l'allaitement ou le tirage et la conservation du lait dans un frigidaire

un allaitement complet, allaiteront leurs bébés deux ans complets… Et si, après s'être consultés, tous deux [le père et la mère] tombent d'accord pour décider le sevrage, nul grief à leur faire[78] ».

Malgré la vulgarisation de l'usage du lait en poudre en Tunisie, la mère se doit d'allaiter son enfant, en tous les cas durant les premiers mois ; si elle ne le fait pas, cela sera considéré comme *haram* (péché), ou du moins sera mal vu par la belle famille, et l'entourage d'une manière générale.

Par ailleurs, au-delà des aspects culturels et religieux, les mères tunisiennes sont conscientes que l'allaitement maternel réduit le risque pour le bébé de contracter certaines maladies, telles que la maladie cœliaque et l'eczéma atopique, les otites, la gastro-entérite, le syndrome de mort subite, la leucémie infantile…

LA PTME en Tunisie

Ces risques de transmission mère-enfant peuvent encore être réduits à 2% grâce à la mise en œuvre d'un certain nombre d'interventions auprès de la mère et de l'enfant, et en particulier un traitement prophylactique, un accouchement médicalisé, un allaitement artificiel…

Les diagnostics sont généralement faits en post-partum, parfois plusieurs mois après l'accouchement. Sur une centaine d'enfants séropositifs, les trois quarts environ ont été infectés dans le ventre de leur mère.

En Tunisie, la PTME s'appuie sur une panoplie d'actions, la première venant en amont du processus. Ainsi, lorsqu'un couple se présente à un médecin pour obtenir un certificat prénuptial[79], l'entretien dirigé sur les

---

[78] *Sourate al Baqarah*, verset 233

[79] L'article premier de la *Loi n°1964-0046 du 3 novembre 1964, portant institution d'un certificat médical prénuptial* énonce que

rapports sexuels non protégés prénuptiaux peut finalement conduire à un test de dépistage. L'entretien est également l'occasion de prodiguer des conseils qui seront ensuite plus ou moins suivis.

De plus, depuis 2009, des tests rapides sont effectués dans les maternités et les services de périnatalité, dans des CCDAG (Centres de Contrôle et de Dépistage Anonyme et Gratuit). Cela permet de réduire en aval la contamination de l'enfant, en proposant des traitements antirétroviraux, devenus aujourd'hui efficaces.

C'est ainsi que, dans le cadre de la stratégie nationale de PTME, un test rapide VIH est systématiquement proposé à toute femme enceinte, dès lors qu'elle se présente à sa première consultation prénatale, qui a généralement lieu pendant le premier trimestre de la grossesse.

On propose aujourd'hui aux femmes enceintes à risque un deuxième test VIH, lors de la consultation du 6ème mois de grossesse, afin de pouvoir détecter d'éventuels cas de séroconversion. Ce deuxième test est proposé seulement aux femmes particulièrement exposées au risque du VIH : partenaire d'une PVVIH, population clé…

La discrimination des mères séropositives

Paradoxalement, la faible prévalence du VIH en Tunisie s'avère être un facteur aggravant la discrimination. En effet, les mères séropositives étant rares, tout au plus quelques-unes chaque année, elles sont plus visibles, plus facilement pointées du doigt. Elles doivent alors se

---

« L'officier de l'état civil ou les notaires, choisis pour l'établissement de l'acte de mariage, ne peuvent procéder à la célébration du mariage, qu'après la remise par chacun des futurs époux d'un certificat médical datant de moins de deux mois, attestant, à l'exclusion de toute indication, que l'intéressé a été examiné en vue de mariage »

résigner à choisir entre deux maux : mettre fin à leur grossesse, si les délais le permettent[80], ou alors engager une thérapie.

En travaillant au plus près des mères séropositives dans le cadre de programmes gouvernementaux, nous avons souvent eu l'occasion de vérifier la véracité de la position d'Onusida : « Il est donc essentiel pour la sécurité et l'acceptabilité des interventions de réduction de la transmission mère-enfant de lutter efficacement contre le rejet des personnes infectées par le VIH. Si les femmes craignent la discrimination, la violence voire le meurtre lorsqu'elles sont identifiées comme VIH-positives, elles seront réticentes ou totalement incapables de profiter de la possibilité de préserver leurs bébés de l'infection[81] ».

Dans l'imaginaire collectif, le sida est une pathologie exclusivement liée au comportement sexuel, et l'entourage a tendance à considérer que les rapports sexuels constituent le seul mode de transmission. Par ailleurs, le lien est généralement fait entre le sida et la sexualité déviante, prohibée en islam, et qui revêt notamment la forme de l'infidélité ou l'homosexualité.

Pourtant, l'éthique musulmane rejette tout discours et toutes attitudes sans fondement avéré. Le Coran énonce ainsi : « Beaucoup de gens égarent autrui sans savoir, conduits par leurs passions[82] ». On oublie alors que bien

---

[80] L'article 214 de la Loi n° 73-2 du 26 septembre 1973 énonce que « L'avortement est autorisé dans les trois premiers mois de grossesse ; l'avortement est autorisé après les trois premiers mois de grossesse si la mère présente une grossesse à risque pour sa santé physique ou psychique ou si l'enfant à naître présente une maladie ou un handicap grave »

[81] République tunisienne, Ministère de la Santé publique, Direction des Soins de Santé de Base, *Prévention de la transmission mère-enfant du VIH. Manuel du formateur*, DSSB, Tunis, 2009, p. 8

[82] Sourate VI, *al anaam*, verset 119

souvent c'est le mari qui est à l'origine de la séropositivité de la mère.

La crainte de la stigmatisation est assurément l'une des principales causes qui empêchent les femmes enceintes de se rendre dans les services de conseil et de dépistage volontaire. Alors que l'accouchement en milieu assisté est une pratique courante en Tunisie – plus de 92% des accouchements se font à l'hôpital – la fréquentation des services de dépistage du VIH par les femmes enceintes est généralement faible. Nous y reviendrons.

La mère séropositive peut même se voir obligée d'allaiter devant sa famille pour tenter de cacher sa séropositivité, ce qui peut favoriser la transmission du virus à l'enfant.

Chapitre VI
LA MIGRATION SUSPECTE

Le mot « Migrant » est un terme générique non défini dans le droit international. Il désigne habituellement toute personne ayant quitté son lieu de résidence habituelle pour s'établir à titre temporaire ou permanent et pour diverses raisons, soit dans une autre région à l'intérieur d'un même pays, soit dans un autre pays, franchissant ainsi une frontière internationale[83].

Dans la continuité de cette définition, le « migrant international » est toute personne vivant à l'extérieur de l'Etat dont elle possède la nationalité ou la citoyenneté ou, dans le cas des apatrides, de son pays de naissance ou de résidence habituelle. Ce terme englobe les personnes qui ont migré à titre permanent ou temporaire, celles qui migrent de manière régulière, ainsi que les migrants en situation irrégulière.

Dans leurs *Recommandations en matière de statistiques des migrations internationales*, les Nations Unies définissent un migrant international comme étant toute personne qui change de pays de résidence habituelle, en distinguant les « migrants de courte durée », qui se rendent dans un pays autre que celui de leur résidence habituelle pour une période d'au moins trois mois mais de moins d'un an, et les « migrants de longue durée », qui se rendent dans un pays autre que celui de leur résidence habituelle pour une période d'au moins un an[84].

---

[83] Organisation Internationale de la Migration

[84] Nations Unies, Département des Affaires Economiques et Sociales, Division des Statistiques, *Recommandations en matière de statistiques des migrations internationales*, NU, New York, 1999

Nous considèrerons donc ici comme migrant « toute personne qui a résidé dans un pays étranger pendant plus d'une année, quelles que soient les causes, volontaires ou involontaires, du mouvement, et quels que soient les moyens, réguliers ou irréguliers, utilisés pour migrer[85] ». Il est d'usage d'inclure dans ce statut certaines catégories de migrants de courte durée, tels que les travailleurs agricoles saisonniers.

La figure de l'étranger

Qu'on le veuille ou non, la figure de l'étranger est et restera suspecte, même dans les milieux intellectuels. Les « autres » ont toujours constitué une population particulièrement vulnérable en temps d'épidémie, pour au moins deux raisons : d'abord, leur moins bonne intégration à la société freine leur plein accès aux services de santé existants. Par ailleurs, les étrangers sont systématiquement stigmatisés, accusés d'avoir importé la maladie, voire même d'avoir provoqué le courroux des dieux.

La récente pandémie de Coronavirus avait d'ailleurs bien montré que la situation n'a pas véritablement changé. En Tunisie par exemple, les communautés subsahariennes, et notamment les étudiants et les travailleurs sans papiers, avaient été des victimes collatérales du confinement général en vigueur de mars à mai 2020[86].

L'Organisation Internationale pour les Migrations (OIM) a bien résumé la situation critique des immigrés clandestins vivant en Tunisie : « Les migrants sont exposés en grande partie aux mêmes vulnérabilités que le reste de la population, mais souvent dans une plus large

---

85 www.iom.int/fr/termes-cles-de-la-migration

86 Bouhdiba Sofiane, *Covid 19. Le retour de la peste*, L'Harmattan, Paris, 2020, p. 174

mesure. Les ressortissants étrangers ont plus de probabilité d'habiter un logement surpeuplé, de travailler sous un contrat à court terme ou d'occuper un emploi précaire autorisant des congés maladie limités.

D'autres migrants, qu'ils aient un statut régulier ou irrégulier, peuvent avoir un accès limité aux services de santé publique ou craindre d'y recourir. Ils peuvent aussi être exclus des programmes d'information de santé publique ou, lorsqu'ils sont informés, ne pas disposer des moyens financiers leur permettant de faire face à des périodes d'auto-isolement ou de quarantaine[87] ».

Le sida ne déroge pas à la règle, puisque le migrant est particulièrement exposé à la maladie. L'historienne française Caroline Izambert écrit ainsi : « Le dispositif d'accès aux soins mis en place pour les étrangers malades est souvent décrit comme un progrès social majeur rendu possible grâce à l'action publique et associative contre le sida. La sociohistoire du droit à la santé des étrangers relativise cette lecture consensuelle en dévoilant la permanence de traitements inégaux derrière le compromis humanitaire[88] ».

En 2015 déjà, Michel Sidibé, alors directeur exécutif de ONUSIDA, soulignait que « La hausse des nouvelles infections à VIH place les pays arabes parmi les régions du monde où l'épidémie de VIH progresse le plus rapidement. Les nouvelles infections par le VIH et l'accès limité aux soins restent les défis majeurs pour lutter contre le sida …

---

87 Organisation Internationale pour les Migrations, *Déclaration de l'OIM sur le COVID-19 et la mobilité*, OIM, Genève, 20 mars 2020

88 Izambert Caroline, *Sida et immigration : quelles luttes pour quels droits ?*, in *La vie des idées*, Paris, 6 novembre 2014, p. 1

Même si l'épidémie reste dans la région très « concentrée » sur les populations à risques : HSH, PS, UDI, migrants[89] ».

Un élément majeur ressort de ce constat alarmant, qui est toujours d'actualité : en ce qui concerne l'épidémie du VIH/sida, le migrant semblerait s'inscrire comme une personne vulnérable. C'est la raison pour laquelle le Plan Stratégique National (PSN) de la riposte au VIH/sida et aux IST 2018-2022 en Tunisie proposait parmi ses recommandations majeures une action très ciblée : « Un meilleur ciblage populationnel et géographique dans les services de santé et en communauté permettrait au programme de dépister plus de personnes, en particulier dans les milieux les plus exposés, tels que les populations clés (UDI, HSH, TS, en milieu carcéral et populations migrantes)[90] ».

La santé des migrants est également une préoccupation majeure pour la société civile en Tunisie. C'est notamment le cas de l'ONG Médecins du Monde (MdM), qui s'investit depuis de nombreuses années pour assurer une meilleure santé aux personnes migrantes vivant en Tunisie.

Nous posons ici d'emblée l'hypothèse que les migrants auraient plus de mal que les populations locales à accéder aux services de soins proposés, pour diverses raisons : une moindre connaissance de la gamme de services de prévention offerts, les barrières culturelles et linguistiques, une plus grande exposition aux discriminations raciales[91],

---

[89] République tunisienne, Direction des Soins de Santé de Base, *Plan Stratégique National de la riposte au VIH/sida et aux IST 2015-2018 en Tunisie*, DSSB, Tunis, 2015, pp. 24-25

[90] République tunisienne, Direction des Soins de Santé de Base, *Plan Stratégique National de la riposte au VIH/sida et aux IST 2018-2022 en Tunisie*, DSSB, Tunis, 2015, p. 26

[91] Et notamment en ce qui concerne les migrants subsahariens, dont le caractère ethnique est particulièrement visible

et dans certains cas l'irrégularité de la situation administrative.

Nous avons d'ailleurs eu l'occasion de nous rendre compte des difficultés que peuvent rencontrer les migrants subsahariens pour accéder aux services de soins, au travers d'un travail de terrain mené pour le compte de Médecins du monde[92].

Les migrants face au sida en Tunisie

Il y aurait aujourd'hui 60 000 migrants résidant en Tunisie[93], ce qui représente à peu près 0.5% de l'ensemble de la population. Ces chiffres restent toutefois incertains, car il faudrait également prendre en compte les migrants irréguliers, qui sont de deux types : ceux qui entrent sur le territoire tunisien pour y trouver un travail, mais également ceux qui considèrent la Tunisie comme un pays de transit, et qui ont l'ambition de poursuivre leur voyage vers « l'Eldorado européen[94] ».

C'est à partir des années 2000 que l'épidémie de VIH/sida a véritablement pris de l'ampleur parmi la population des migrants en Tunisie. Le ratio « cas de VIH/sida chez les migrants/cas chez les Tunisiens » a ainsi connu trois grandes phases distinctes : de 1986 à 2000, le ratio a augmenté, sans toutefois dépasser la barre de l'unité, traduisant un certain équilibre entre migrants et Tunisiens. Ensuite, de 2001 à 2010, le ratio a littéralement

---

[92] Bouhdiba Sofiane, *Etude exploratoire sur l'accès à la prévention combinée du VIH/sida pour les personnes migrantes en Tunisie*, Médecins du Monde, Tunis, Décembre 2019

[93] Institut National de la Statistique, *Rapport de l'enquête nationale sur la migration internationale*, INS, Tunis, 2021

[94] Rappelons que les ressortissants d'un grand nombre de pays ouest-africains (Sénégal, Côte d'Ivoire,...) ne nécessitent pas de visa pour un court séjour en Tunisie

explosé, atteignant un pic de 3.11 en 2010[95]. Enfin, depuis 2010 le ratio a de nouveau chuté, jusqu'à atteindre moins de 1 en 2016[96].

Le Plan Stratégique National de riposte au VIH/sida et aux IST (PSN) a couvert la période 2018-2022, avec un soutien du Fonds Mondial de lutte contre le *sida*, la tuberculose et le paludisme (Fond Mondial). Ce PSN avait été géré par le Programme National de Lutte contre le Sida et les IST (PNLS), sous le contrôle de la Direction des Soins de Santé de Base (DSSB), elle-même relevant du ministère de la Santé Publique (MSP).

Le programme n'avait pas inclus une stratégie ciblant spécifiquement la population des migrants, mais une bonne part des services offerts ont bénéficié à ces derniers, et notamment les trois composantes de la prévention combinée : délivrance gratuite de préservatifs dans les institutions relevant du ministère de la Santé publique (ONFP, CCDAG) ou dans les locaux des associations (ATP+, ATSR, ATLMST/sida,…) ; dépistage anonyme et gratuit dans l'un des 25 Centre de Contrôle et de Dépistage Anonyme et Gratuit (CCDAG) disséminés sur l'ensemble du territoire ou, d'une manière plus ou moins officielle, dans une association ; prise en charge (counseling, sérologie, traitement, suivi,…) dans l'un des quatre services d'infectiologie logés dans des CHU (La Rabta, Monastir, Sousse et Sfax).

Par ailleurs, ce qui n'arrange guère les choses, c'est que la population migrante exposée au VIH en Tunisie est loin d'être homogène, comprenant pêle-mêle : les chômeurs,

---

[95] Cette évolution à la hausse pourrait s'expliquer par une meilleure détection des cas de VIH/sida au sein de la population des migrants

[96] Hamdouni Hayet, *VIH/SIDA: Enjeux de l'accès universel à la prévention, aux traitements et aux soins*, in Organisation Internationale pour la Migration, *Actes de la Troisième Ecole d'Eté sur la Migration. Migration et Santé en Tunisie Tunis, 11-16 septembre 2017*, OIM, Tunis, 2017, p. 64

les mineurs sans ressources financières, les étudiants non accompagnés par leurs parents, les individus en situation illégale, les femmes enceintes accompagnées de leurs enfants…

Il faut également inclure les migrants travaillant légalement en Tunisie et leurs familles, ainsi que les étudiants vivant avec leurs parents. Ces derniers, hauts cadres, hommes d'affaires ou diplomates bénéficient généralement d'une prise en charge de la part de sociétés d'assurances internationales privés.

Accès des migrants aux services de prévention combinée du VIH

La prévention combinée est un concept plutôt récent, et qui constitue aujourd'hui le fer de lance de la stratégie de lutte contre le sida. Il s'agit de construire une synergie entre la stratégie biomédicale classique, la prévention comportementale, autrement dit l'adoption de comportements individuels et collectifs plus sûrs, ainsi que la stratégie structurelle, qui consiste à agir globalement sur les facteurs sociaux, économiques, juridiques, culturels, éducatifs voire religieux, susceptibles de vulnérabiliser les personnes et les groupes les plus exposés à l'épidémie[97].

Dans une approche globale, une telle articulation devrait être à même de faire converger la prévention, le dépistage et le traitement, le but ultime étant finalement d'optimiser l'efficacité de la prévention et finalement de réduire le risque de transmission du VIH[98].

La prévention combinée couvre ainsi l'ensemble des services offerts par le gouvernement – et en premier lieu

[97] ONUSIDA, *Accélérer la prévention combinée ONUSIDA 2015. Référence afin de réduire les nouvelles infections par le VIH à moins de 500 000 d'ici à 2020*, ONUSIDA, Genève, 2015
[98] www.sidaweb.com/information/prevention-combinee

le ministère de la Santé Publique – et le tissu associatif en vue de lutter contre l'épidémie du VIH/sida. En Tunisie, la prévention combinée couvre trois dimensions : l'accès au counseling et aux préservatifs, le dépistage et la Prise en Charge (PEC). Outre les circuits officiels de distribution des préservatifs, il existe en Tunisie 25 Centres de Contrôle et de Dépistage Gratuit et Anonyme (CCDAG) et quatre pôles universitaires de diagnostic, de prise en charge médicale, de suivi biologique et de soutien psychologique à Tunis, Sousse, Monastir et Sfax. Le soutien social est assuré, en ce qui concerne les citoyens tunisiens, par le ministère des Affaires Sociales et certaines ONG.

Nos travaux sur la migration nous ont amené à examiner de près le degré d'accès des migrants aux trois composantes de la prévention combinée. Concernant l'accès aux préservatifs, il ne semble pas y avoir de problème particulier. Les migrants utilisent quasi systématiquement des préservatifs – condoms – lors de leurs rapports sexuels. Ils s'approvisionnent gratuitement auprès des associations, et notamment l'ATP+ (Association Tunisienne de Prévention positive), l'ATSR (Association Tunisienne de Santé Reproductive), l'ATLMST/sida (Association Tunisienne de Lutte contre les Maladies Sexuellement Transmissibles et le sida) ou auprès de l'ONFP (Office National de la Famille et de la Population).

Globalement, les migrants que nous avons eu l'occasion d'interroger ont confirmé la bonne qualité des préservatifs disponibles en Tunisie, mais ont toutefois fait part de leur étonnement concernant les prix pratiqués par les pharmacies, qui sont trois à quatre fois plus chers que dans leurs pays d'origine. C'est la raison pour laquelle certains migrants interrogés profitent de leur retour au pays pour ramener des « stocks de préservatifs ».

Il est vrai que, outre la question du prix d'achat, le mode de distribution des préservatifs pose problème, car il se fait exclusivement dans les officines. Point de distributeurs automatiques en Tunisie. Pourtant, un approvisionnement anonyme dans les supermarchés, les boutiques, voire via les vendeurs à la sauvette pourrait encourager l'approvisionnement chez les plus jeunes, les jeunes filles, les femmes voilées, les travailleuses du sexe...

Les freins à l'accès des migrants à la prévention combinée du VIH

Une enquête menée par Médecins du Monde en 2017-2018 avait permis de constater que, sur un panel composé de 181 migrants interrogés à Tunis, 41.3% avaient rencontré un obstacle sérieux à l'accès aux soins d'une manière générale.

Ces problèmes étaient essentiellement liés à une mauvaise compréhension du système de soin tunisien, ainsi qu'à des difficultés financières[99].

Nos travaux de terrain nous ont effectivement permis d'identifier de nombreux freins, plus spécifiques, à l'accès des migrants à la prévention combinée du VIH/sida en Tunisie. Nous avons pu scinder ces freins en deux grandes catégories : certains sont exogènes, c'est à dire liés à la nature du système de santé tunisien, tandis que d'autres sont endogènes, davantage liés aux caractéristiques intrinsèques du migrant.

Il n'y pas encore une bonne visibilité de l'épidémiologie du VIH/sida au sein de la population des

---

[99] Médecins du Monde, *Migration et santé. Conditions de vie, de migration, exposition aux violences, problématiques d'accès aux soins. Enquête quali-quantitative faite au Niger, en Tunisie, au Maroc, 2017-2018*, MdM, Tunis, 2018, p. 31

migrants. En effet, il n'y a pas de recensement centralisé des services consommés par les migrants, et seuls les cas séropositifs ou qui nécessitent un test de confirmation sont notifiés[100].

Au cours de nos visites d'établissements de soins publics (services de maladies infectieuses ou CCDAG), nous n'avons pas été en mesure d'obtenir des statistiques en temps réel, mais plutôt de vagues estimations. Paradoxalement, alors que le sida est considéré par l'Etat tunisien comme une Maladie à Déclaration Obligatoire (MDO), nous avons toujours du mal à arracher quelques bribes d'informations chiffrées dans les différentes administrations.

Par ailleurs, sur les 7500 étudiants étrangers en Tunisie, dont 4 600 subsahariens, plus de la moitié sont inscrits dans un établissement privé[101]. Cette population étant jeune et sexuellement active, l'accès aux soins de santé sexuelle et reproductive (SSR), et notamment à la prévention combinée du VIH, s'inscrit comme une priorité pour l'Etat tunisien. D'autant plus que ces étudiants proviennent pour la plupart de pays à haut risque, dans lesquels la prévalence du VIH est élevée, par exemple 2.6% en Côte d'Ivoire[102].

Les étudiants migrants inscrits dans une université publique ont un accès gratuit à l'ensemble des services de

---

[100] Hamdouni Hayet, *VIH/SIDA: Enjeux de l'accès universel à la prévention, aux traitements et aux soins*, in Organisation Internationale pour la Migration, *Actes de la Troisième Ecole d'Eté sur la Migration. Migration et Santé en Tunisie Tunis, 11-16 septembre 2017*, OIM, Tunis, 2017, p. 64

[101] Observatoire National de la Migration, *Attentes et satisfaction des étudiants subsahariens en Tunisie. Des portes qui s'ouvrent, des opportunités à saisir*, ONM, Tunis, 2018

[102] Onusida, 2018

prévention du VIH[103], même les plus coûteux comme les médicaments. A priori, ces étudiants ne semblent pas particulièrement vulnérables, car ils sont bien informés et sont médicalement suivis dans des centres spécifiques qui prodiguent gratuitement des soins, y compris des services de santé reproductive[104], tels que le Centre Médico-Scolaire et Universitaire Mohamed V, le Centre de Santé Universitaire de Manouba, ou encore le Centre d'Hygiène de Sfax.

La législation tunisienne[105] impose à tout migrant une batterie d'analyses (sang, selles, urine,...), dont un test sérologique VIH, comme condition d'inscription dans une université, qu'elle soit publique ou privée[106]. L'obtention d'une carte de séjour par un étudiant migrant est alors conditionnée par l'obtention d'une attestation d'inscription universitaire.

Certes, il y a une prise en charge des soins pour la grande majorité des migrants. La gratuité de l'accès aux préservatifs ou au test rapide VIH doit donc être nuancée, d'autant plus que les communautés subsahariennes habitent généralement en périphérie, loin des pôles de santé. Il est vrai que l'accès aux CCDAG est gratuit (d'où le « G » de CCDAG), mais un migrant habitant Bhar Lazreg[107] par exemple, doit débourser la somme non négligeable d'une vingtaine de Dinars[108] pour se déplacer

---

[103] Les étudiants inscrits dans une université privée doivent prendre en charge leurs analyses

[104] Médecins du Monde, *Informations utiles pour la santé des étudiants*, MdM, Tunis, 2018

[105] *Circulaire n° 05/08 du 5 février 2005*

[106] Après chaque sortie du pays, le migrant doit effectuer à nouveau ces analyses

[107] Banlieue nord de Tunis, à forte concentration de migrants subsahariens, et dans laquelle les déplacements de migrants sont souvent l'occasion d'actes criminels, braquages, actes racistes,...

[108] Environ 6€, selon le taux de change de juillet 2023

en sécurité en taxi vers le quartier médicalisé de Bab Saadoun, siège du ministère de la Santé publique, et où se concentrent les services de prévention combinée.

Certains facteurs, de nature endogène, c'est à dire liés aux caractéristiques intrinsèques du migrant, peuvent également constituer un obstacle à son accès aux services existants de prévention combinée. Le premier de ces facteurs est lié à la législation en vigueur.

Le dispositif légal tunisien relatif aux migrants n'est pas encore bien développé, puisqu'il n'existe toujours pas, par exemple, de loi sur l'asile et la traite des personnes. L'article 38 de la Constitutions tunisienne reconnait bien le droit de toute personne à la santé, sans toutefois spécifier les migrants[109], ce qui pourrait représenter une entrave d'accès ou du moins une disparité dans l'interprétation des textes par les prestataires des services de santé[110]. Toutefois, les conventions internationales ratifiées par la Tunisie reconnaissent le droit à la santé pour les migrants, y compris la résolution WHA 61.17 sur la santé des migrants de l'OMS en 2008[111].

Pourtant, des associations telles que Médecins du Monde avaient décelé un manque flagrant d'informations sur l'ensemble des services et soins de santé prévus par l'Etat tunisien, ce qui freine l'accès des migrants aux structures existantes. Ainsi, un migrant sur huit a renoncé à l'idée de consulter afin de recevoir les soins de santé appropriés et un sur quatre a été amené à consulter dans

---

[109] République tunisienne, *Constitution de la République Tunisienne*, Imprimerie Officielle de la République Tunisienne, Tunis, 2014

[110] Médecins du Monde, *Plaidoyer pour l'accès des migrants au droit à la santé en Tunisie*, MdM, Tunis, décembre 2016, p. 18

[111] Organisation Mondiale de la Santé, *Promotion de la santé des migrants. Rapport du Secrétariat*, OMS, Genève, Décembre 2016

une structure de soins privée malgré les coûts élevés des prestations[112].

Nous avons souvent eu l'occasion de nous entretenir avec des migrants, ce qui nous a permis de confirmer leur ignorance, voire leur méconnaissance de leurs droits les plus basiques en matière de santé sexuelle, et notamment en ce qui concerne la prévention combinée du VIH/sida. Cette ignorance de leurs droits en Tunisie tranche avec leur bonne connaissance des modes de transmission du VIH, et des moyens de s'en prémunir. Autrement dit, les migrants savent bien ce qu'ils devraient faire théoriquement face à la maladie, mais ne savent pas s'ils peuvent vraiment faire cela en Tunisie.

Par ailleurs, la loi réglementant la migration en Tunisie criminalise le séjour irrégulier et prévoit des peines de prison pour tout étranger qui y séjourne d'une façon illégale, en plus des sanctions administratives, comme le paiement d'une lourde amende pour celui qui quitte le pays après un séjour au-delà de la limite autorisée.

Le sentiment d'insécurité qui en découle empêche les migrants irréguliers d'accéder gratuitement aux structures publiques de soins, car ils doivent justifier de la régularité de leur séjour[113]. La seule alternative pour certains migrants est alors le recours aux structures privées, qui sont coûteuses, ou le recours à des actes médicaux clandestins, qui sont risqués.

Par ailleurs, le Code Pénal Tunisien (CPT) criminalise la consommation de drogue[114], le travail du sexe

---

[112] Médecins du Monde, *Migrons ensemble pour les droits, Rapport de capitalisation du projet « Amélioration de l'accès aux soins de santé pour la population migrante en Tunisie », Rapport de la phase II, 2017-2019*, MdM, Tunis, 2019, p. 4

[113] Médecins du Monde, *Plaidoyer pour l'accès des migrants au droit à la santé en Tunisie*, MdM, Tunis, décembre 2016, p. 19

[114] *Loi n° 92-52 du 18 mai 1992 relative aux stupéfiants*

clandestin[115] ainsi que la sodomie[116] et par extension les rapports sexuels entre les hommes. Bien que la *Charia*[117] ne soit pas appliquée en Tunisie, la tradition musulmane sert de toile de fond à la législation et surtout à la représentation sociale de ce qui est acceptable, et de ce qui est *haram* (pêché).

Les migrants cumulant les statuts de « sans papier » et de « population clé » sont donc doublement criminalisés, et ne peuvent pas bénéficier en toute sécurité des services de prévention combinée existants. De ce fait, les migrants en situation administrative irrégulière et de surcroit faisant partie d'une population clé éprouvent de sérieuses appréhensions à fréquenter un espace public tel qu'un CCDAG ou un centre de traitement du VIH.

La double discrimination du migrant subsaharien

Les démographes français Richard Lalou et Victor Piché avaient depuis longtemps attiré l'attention sur la dimension doublement discriminatoire du migrant PVVIH subsaharien : « Depuis le début de l'épidémie de sida en Afrique, la question des relations entre les migrations et la contamination est posée. On a d'abord envisagé les migrants comme un vecteur de diffusion de la maladie dans la société d'accueil. Très critiquée, cette approche a fait place à une perspective qui considérait les migrants avant tout comme des individus sexuellement et socialement vulnérables, susceptibles d'être contaminés[118] ».

---

[115] Article 231 du *Code Pénal Tunisien*

[116] L'article 230 du *Code Pénal Tunisien* sanctionne la sodomie d'une peine de trois ans de prison

[117] Loi islamique

[118] Lalou Richard et Piché Victor, *Les migrants face au sida : entre gestion des risques et contrôle social. L'exemple de la vallée du fleuve Sénégal,* in *Population* 2004/2, volume 59, p. 233

Notre travail de terrain au plus près des migrants nous a permis de confirmer le fait que cette perception du migrant subsaharien comme un vecteur du VIH, et donc une menace pour la société, semble encore exister en Tunisie, même dans les milieux intellectuels, puisque des qualificatifs tels que « danger social » par exemple, sont encore employés par quelques professionnels de la santé pour décrire le migrant subsaharien.

Les femmes migrantes sont particulièrement discriminées lors de leur accès aux services de dépistage, de PTME et de prise en charge. Une des raisons qui semblent sous-tendre de telles attitudes pour le moins discriminatoires, et en tous les cas inhabituelles chez un professionnel de la santé, est la suivante : la forte fécondité des femmes subsahariennes – surtout lorsqu'elles sont célibataires – est encore mal perçue par le personnel médical[119], et notamment par les sage-femmes.

---

[119] L'indice Synthétique de Fécondité (ISF) dépasse souvent la barre des 5 enfants/femmes dans les pays d'origine des migrants, alors qu'en Tunisie il s'est stabilisé autour du seuil de remplacement des générations, soit 2.1 enfants/femme. Il est par exemple de 4.9 enfants/femme en Côte d'Ivoire, 4.8 au Cameroun, 4.7 au Sénégal…

Chapitre VII
HOMOSEXUALITE ET SIDA

L'homosexualité est plutôt mal considérée en Tunisie. Si l'homosexuel est encore désigné sous l'expression respectueuse de « Homme ayant des rapports Sexuels avec des Hommes » (HSH) dans les rapports officiels, c'est sous l'appellation plus dédaigneuse de *miboun* qu'on se permet bien souvent d'appréhender dans la rue un homme à la démarche chaloupée.

Et le lien établi, statistiques à l'appui, entre les pratiques homosexuelles et la transmission du VIH, n'arrange point les choses. Car la plupart des rapports officiels, bien souvent surmédiatisés, soulignent la surexposition des homosexuels au sida par rapport aux hétérosexuels.

Onusida rapporte ainsi d'une manière alarmante que « Les homosexuels et autres hommes ayant des rapports sexuels avec des hommes sont touchés de façon disproportionnée par l'épidémie de VIH. En 2019, le risque de contracter le VIH était 26 fois plus élevé chez les homosexuels et autres hommes ayant des rapports sexuels avec des hommes que parmi le reste de la population masculine adulte.

En 2019, 23% des nouvelles infections à VIH concernaient des homosexuels et autres hommes ayant des rapports sexuels avec des hommes. En Europe occidentale et centrale, en Amérique du Nord, en Amérique latine et en Asie et dans le Pacifique, ce chiffre passe à plus de 40%[120] ».

---

[120] Onusida, *Le VIH et les homosexuels et autres hommes ayant des rapports sexuels avec des hommes*, in *Série de fiches d'information sur les droits humains* n°3, Onusida, Genève, 2021, p. 1

En réalité, même si les législations sont parfois plus favorables ailleurs, il faut bien garder à l'esprit que près de 70 pays ont aujourd'hui des lois criminalisant l'homosexualité[121]. Il faut aussi reconnaitre que bien rares sont les sociétés dans lesquelles l'opinion publique est spontanément favorable aux pratiques sexuelles atypiques.

La religion, la culture, les processus de socialisation, sont autant d'éléments qui agissent en synergie pour faire de l'homosexuel un paria de la société. Et la Tunisie ne déroge point à la règle.

L'homosexualité en islam

La vision islamique du couple et de la sexualité est fondée sur la notion d'harmonie et d'équilibre entre les deux sexes. La sexualité est le signe même de l'harmonie divine. A ce titre, la famille, noyau central de la société musulmane, est basée sur la complémentarité naturelle entre l'homme et son épouse[122].

Ainsi, l'Islam encourage – exalte devrait-on dire – toute activité sexuelle, pourvu qu'elle s'inscrive dans le strict cadre du mariage[123]. Un mot arabe désigne d'ailleurs explicitement la sexualité entre conjoints : le *nikâh*.

A partir du moment où l'on se situe dans une relation bipolaire époux/épouse, tout est permis. Toute autre forme de rapport sexuel est maudite. En particulier, l'adultère, le viol, la nécrophilie, la zoophilie, l'auto-érotisme et l'homophilie sont considérés comme une atteinte à la nature et à Dieu. Nous nous intéresserons ici à cette

---

[121] Stannah J., Dale E., Elmes J., Staunton R., Beyrer C., Mitchell K. M., *HIV testing and engagement with the HIV treatment cascade among men who have sex with men in Africa: a systematic review and meta-analysis*, in *The Lancet HIV*, 6 (11), 2019, pp. 769–787

[122] Bouhdiba Abdelwahab, *La sexualité en Islam*, PUF, France, 1975

[123] Bouhdiba Sofiane, *Le mariage en Tunisie. Entre continuité et rupture*, L'Harmattan, Paris, 2022

dernière forme de rapports sexuels. Pour bien en saisir le sens, il convient de revenir au texte coranique originel.

Citons quelques extraits significatifs du *Coran* : « Souvenez-vous aussi de Loth qui dit à son peuple : « Vous pratiquez un vice abominable tel que jamais peuple avant vous n'en connut de pareil ! N'est-ce point sur des hommes, plutôt que sur des femmes, que vous consommez l'œuvre de chair, peuple pervers que vous êtes ? ». Ils n'eurent d'autre réponse que de se dire entre eux : « Chassons ces gens de notre cité ! Ils ne font qu'affecter la pureté » Loth fut sauvé par Nous ainsi que les siens, à l'exception de sa femme qui devait subir le sort de tout son peuple, exterminé jusqu'au dernier. Nous fîmes tomber sur eux une pluie de cailloux argileux. Telle fut, digne d'être méditée, la fin des scélérats ![124] ».

« Lorsque Nos envoyés se présentèrent à Loth, il fut saisi d'un sombre pressentiment, et se trouvait tout désemparé. « Une journée terrible s'annonce ! », se disait-il. Entraînés aux pires turpitudes, des hommes de son peuple assaillaient déjà en foule sa demeure, attirés par les nouveaux venus.

« Ô mon peuple, disait Loth aux assaillants, voici mes filles, Il serait plus décent pour vous d'en jouir. Craignez Dieu et ne me couvrez pas d'opprobre, abusant de mes hôtes ! N'y a-t-il pas un seul homme sensé parmi vous ? ». « Nous n'avons que faire de tes filles, tu le sais bien ! Tu n'es pas sans connaître nos vrais penchants ![125] ».

Lorsque leur frère Loth leur dit : « n'éviterez-vous pas les turpitudes ?... Aurez-vous commerce avec les mâles d'entre les humains, Délaissant vos femmes créées pour vous par votre Seigneur ? Vous êtes, assurément, un

---

[124] *Coran*, sourate *Al aaraf*, 80-84
[125] *Coran*, sourate *Houd*, 77-79

peuple pervers »…. « Je tiens, en vérité, vos mœurs pour abominables[126] ».

Ces quelques passages indiquent clairement que le personnage de Loth représente un tout autre interdit que dans la Bible. Dans cette dernière, Loth avait été enivré par ses filles et avait eu ensuite avec elles des rapports sexuels incestes, en vue de perpétuer leur race détruite suite à la chute de Sodome[127].

Le Coran a opéré un véritable changement de symbolique, puisque le Loth coranique s'érige contre son peuple à cause de ses pratiques homosexuelles, et se fait le défenseur de la vertu[128]. Le mot arabe pour désigner l'homosexualité, *liwat*, est d'ailleurs dérivé du nom Loth. En effet, dans le récit coranique, alors que Loth reçoit la visite d'émissaires de Dieu, les habitants de Sodome veulent abuser d'eux. Pour préserver la vertu de ses invités, Loth va même jusqu'à offrir ses filles aux assaillants. Par la suite, Dieu fera périr le peuple de Sodome pour le punir de ses pratiques homosexuelles.

C'est donc à partir de là que l'homosexualité est considérée par l'Islam comme un acte abominable, contre nature, et non plus comme un plaisir raffiné ou un phantasme sexuel. De nombreux *hadiths*[129] mettent ainsi sur le même plan d'égalité l'abomination, la turpitude, l'homosexualité, la trahison, la méchanceté et le brigandage.

Par ailleurs, l'étroite imbrication entre les concepts de sexualité, mariage, famille et fécondité font apparaître l'homosexualité comme une forme d'union stérile, dans le

---

[126] *Coran*, sourate *Les poètes*, 161-168

[127] Ville située près de la mer morte en Syrie

[128] Le terme arabe *liwât* désignant l'homosexualité masculine est d'ailleurs dérivé du nom Loth.

[129] Traditions et dits du prophète Mahomet, dont certains sont des apocryphes, auxquels il est souvent fait référence

sens où elle n'assure aucune descendance. Cette première lecture des textes sacrés nous amène à nous interroger sur la position de la loi tunisienne vis-à-vis de l'homosexualité.

L'homosexualité dans la jurisprudence islamique

La *Charyâ*[130] distingue trois catégories d'infractions, selon le degré de sévérité de la peine prévue. Les plus graves sont les *hudud*[131], qui sont sanctionnées par la mort ou un châtiment corporel, telles que la flagellation ou l'amputation. L'homosexualité, au même titre que le viol ou l'adultère, appartient précisément à cette catégorie d'infraction, car elle constitue une grave offense envers Dieu et une violation de l'ordre juridique et social instauré par Lui.

Notons toutefois que l'application de la peine requiert certaines conditions : il faut d'abord qu'il y ait eu une pénétration sexuelle intentionnelle et effective. Il faut également que les coupables soient *maasoum*, c'est à dire libres, adultes, sains d'esprit, musulmans et ayant la capacité juridique. Il faut enfin qu'il y ait la déposition de quatre témoins oculaires, ou alors l'aveu des coupables[132]. S'il subsiste le moindre doute sur la véracité des dépositions ou de l'aveu, le suspect ne peut en aucun cas être reconnu coupable.

Il est intéressant de relever ici le paradoxe de la position juridique : d'une part, les peines sont terribles, et font d'ailleurs l'objet de profonds débats dans les pays musulmans modérés portés sur les questions de droits de l'Homme.

---

130 Littéralement « Voie à suivre » ; bases du droit pénal musulman

131 Limites de Dieu

132 Cet aveu peut être rétracté à tout moment

D'un autre côté, les conditions régissant la preuve sont très rigoureuses et extrêmement difficiles à réunir. On a donc l'impression que la preuve de la culpabilité tempère en quelque sorte l'extrême sévérité de la sanction. Cela montre que, finalement, le but de la peine est davantage dissuasif, et que la sévérité de la peine prévue a pour but de frapper les esprits et d'empêcher la survenance de l'acte en question. Mais ce que l'on retient surtout ici, c'est que l'homosexuel fait l'objet d'une discrimination, ce qui est de nature à perturber la lutte contre la maladie.

Homosexualité, sida et discrimination en Tunisie

On l'a vu, la société tunisienne marginalise la communauté des homosexuels, avec comme principale conséquence une surexposition au VIH. En effet, une meilleure information et un meilleur accès aux services de santé sexuelle existants ne sauraient se concevoir sans une reconnaissance officielle du « statut » d'homosexuel.

Le chercheur anglais C. Lyon écrit ainsi : « Les homosexuels et autres hommes ayant des rapports sexuels avec des hommes vivant dans des pays qui criminalisent les relations homosexuelles sont plus de deux fois plus susceptibles d'être séropositifs que ceux qui vivent dans des pays exempts de telles sanctions pénales, et ceux qui vivent dans des pays à forte criminalisation sont presque cinq fois plus susceptibles de vivre avec le VIH que ceux qui vivent dans des pays n'appliquant pas de telles sanctions pénales[133] ».

---

[133] Lyons C. *Utilizing individual level data to assess the relationship between prevalent HIV infection and punitive same sex policies and legal barriers across 10 countries in sub-Saharan Africa*, in *Actes de la 23ème Conférence internationale sur le sida, 6–10 juillet 2020*

En 2020, il y aurait 28 000 citoyens homosexuels en Tunisie, dont 8.2% infectés par le VIH[134]. En fait, la faible prévalence globale du sida va de pair avec une forte concentration du VIH au niveau de trois populations clés : les usagers de drogues injectables (UDI), les travailleuses de sexe (TS) et les hommes ayant des rapports sexuels avec les hommes (HSH). Ce sont pourtant ces derniers qui représentent le groupe le plus à risque avec un taux de prévalence de 9.1%[135], comme on peut le voir dans le graphique ci-dessous :

Prévalence du VIH chez les populations clés, Tunisie, 2009-2014

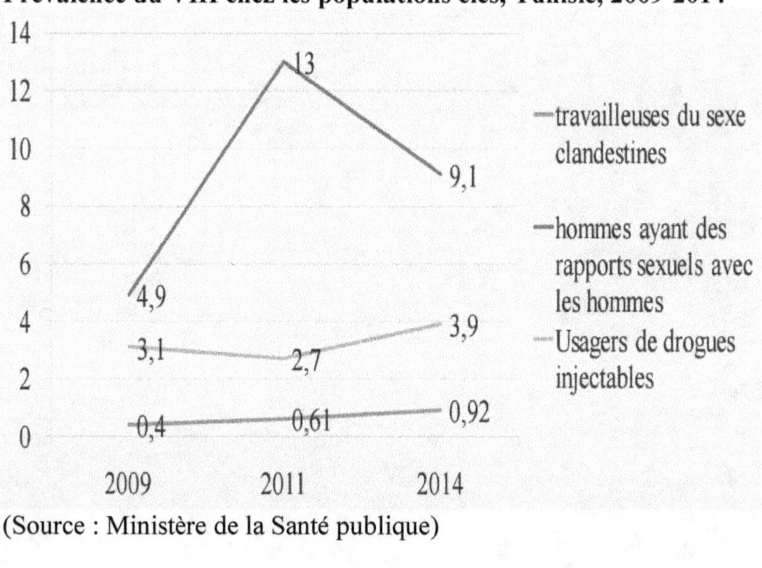

(Source : Ministère de la Santé publique)

[134] Onusida

[135] Une enquête menée en 2018 a même fait apparaitre une prévalence du sida des HSH de 11.2%

Chapitre VIII
LE TRAVAIL DU SEXE

En Tunisie plus qu'ailleurs peut-être, les conditions d'exercice du travail du sexe sont difficiles, et les prostituées se trouvent particulièrement exposées aux risques sanitaires. Lorsqu'elles sont en situation légale, elles sont maltraitées par des proxénètes, leurs clients, voire les autorités. La situation est bien pire lorsqu'elles officient dans la clandestinité.

L'accès aux soins et au counseling devient alors difficile, et on peut alors se demander s'il est réaliste de demander à une travailleuse du sexe de se préoccuper de la santé sexuelle de ses clients, alors même que son environnement social, financier, culturel, voire religieux, ne lui permet même pas d'avoir une bonne hygiène de vie.

La prostituée tunisienne

En Tunisie, la prostituée n'a pas fait l'objet d'un intérêt particulier de la part des chercheurs. Tout au plus, quelques enquêtes sérocomportementales du VIH ont été menées auprès de cette population successivement en 2009, 2011 et 2014, dans le cadre de la coopération avec le Fonds Mondial de lutte contre le sida, la tuberculose et le paludisme.

Ces quelques travaux épars permettent toutefois de dresser une typologie classique de la travailleuse du sexe tunisienne : les trois quarts sont de jeunes adultes, et plus de la moitié sont âgées entre 20 et 29 ans[136]. C'est un

---

[136] République tunisienne, Ministère de la Santé Publique, Direction des Soins de Santé de Base, *Enquête sérocomportementale du VIH*

âge où on tente de s'installer dans la vie, et où on se rend compte que le capital culturel acquis – un diplôme – est insuffisant pour gagner décemment sa vie. C'est aussi un âge où une femme peut encore tirer parti des avantages de sa plastique. Certaines enquêtes révèlent ainsi que seules 6.5% de la population enquêtée déclare avoir dépassé l'âge canonique[137] de 40 ans[138].

Elles sont généralement moyennement scolarisées, certaines ayant même un niveau universitaire. En effet, certaines étudiantes, et notamment celles inscrites dans les grands pôles universitaires de Tunis, Sousse ou Sfax, s'adonnent occasionnellement à la prostitution clandestine pour couvrir leurs frais.

Elles sont le plus souvent célibataires ou divorcées. Dans tous les cas, le célibat agit comme un stimulateur du travail du sexe, probablement du fait de l'absence du contrôle d'un tiers[139]. Pourtant, la maternité ne semble pas incompatible avec le travail du sexe, puisque certaines enquêtes révèlent que 18% des TS interrogées, qu'elles

---

auprès des travailleuses du sexe clandestines en Tunisie, DSSB, Tunis, 2018, p. 9

[137] Age autrefois requis par le droit canon pour l'exercice de certaines fonctions respectables, telles qu'ecclésiastique, dame de compagnie, éducatrice…

[138] République tunisienne, Ministère de la Santé Publique, Direction des Soins de Santé de Base, *Enquête sérocomportementale du VIH auprès des travailleuses du sexe clandestines en Tunisie*, DSSB, Tunis, 2018, p. 9

[139] Dans les enquêtes menées auprès de TS, les maris avancent souvent l'argument de la préservation de l'honneur et celui de la famille pour expliquer le contrôle de la sexualité de leurs épouses. Voir par exemple République tunisienne, Ministère de la Santé Publique, Direction des Soins de Santé de Base, *Enquête sérocomportementale du VIH auprès des travailleuses du sexe clandestines en Tunisie*, DSSB, Tunis, 2018, p. 53

soient régulières ou clandestines, ont déclaré avoir un ou 2 enfants au moment même de leur activité[140].

Notons que les travailleurs du sexe homme sont quasiment absents des statistiques. Doublement criminalisés, ils sont dans tous les cas clandestins et échappent aux statistiques officielles, n'étant visibles que dans le cadre exclusif de quelques associations locales.

Grosso modo, le travail du sexe peut être considéré de trois manières, qui sont autant de stratégies de lutte contre le VIH : l'approche abolitionniste est conservatrice, et considère que la Tunisie est un pays musulman où la pratique des rapports sexuels en dehors du cadre nuptial doit être prohibée. Paradoxalement, cette approche peu constructive est renforcée par la vision d'une minorité féministe qui considère le travail du sexe humiliant pour la femme.

L'approche réglementariste privilégie l'effet des facteurs externes au travail du sexe, et sur lesquels il conviendrait d'agir pour sortir les travailleuses du sexe de la chaîne de transmission épidémique. Cette vision plus pragmatique suppose une pleine reconnaissance juridique, sociale et économique de la profession, en vue de la rendre moins risquée pour les travailleuses et leurs clients.

Enfin une troisième approche, dite pathologisante, considère le travail du sexe comme la synergie de traumatismes physiques et psychologiques, et propose une action préventive en amont sur ces déterminants, l'objectif final étant de prévenir l'entrée sur le marché de l'emploi du sexe[141].

---

[140] Ministère de la Santé Publique, Direction des Soins de Santé de Base, *Enquête sérocomportementale du VIH auprès des travailleuses du sexe clandestines en Tunisie*, DSSB, Tunis, 2018, p. 54

[141] République tunisienne, Ministère de la Santé Publique, Direction des Soins de Santé de Base, *Étude Qualitative sur les Facteurs de Vulnérabilité au VIH des Travailleurs et travailleuses du Sexe en Tunisie*, DSSB, Tunis, septembre 2015, p. 23

Travail du sexe et sida

La prévalence du sida chez les travailleuses du sexe est d'environ 1.2%. C'est peu, mais si on le compare par rapport à la situation dans l'ensemble de la population, cela signifie que l'épidémie est concentrée dans une sorte de niche épidémiologique[142].

Les travailleuses du sexe sont majoritairement informées des dangers du VIH, et savent comment s'en prémunir. Pourtant certains travaux de terrain rapportent des résultats alarmants. Ainsi, selon l'enquête sérocomportementale de 2009, 13.4% des TS clandestines enquêtées n'ont jamais utilisé de préservatif avec leurs clients.

Les enquêtes comportementales ultérieures ont montré une légère amélioration des indicateurs, soit 8.1% en 2011 et 4.7% en 2014. Le pourcentage semble faible, mais il reste largement suffisant pour mettre en place une chaîne de contamination durable locale, voire nationale.

La faible prévalence contraceptive dans la profession signifie également que le levier d'action traditionnel, l'utilisation systématique du condom, ne peut pas jouer ici pour contrôler l'épidémie du VIH. La prévention combinée, basée en premier recours sur le safe sex ne semble donc pas possible en ce qui concerne les clients des travailleuses et travailleurs du sexe.

On peut en revanche s'interroger sur les raisons d'une prévalence contraceptive différente de 100%. L'enquête sérocomportementale du VIH menée auprès des travailleuses du sexe clandestines, menée en 2018 nous donne quelques éléments de réponse étonnants mais néanmoins plausibles : « Pour près de la moitié des interrogées (50,7%), le temps nécessaire pour se procurer un préservatif depuis leur domicile ou leur lieu de travail

---

[142] Ministère de la Santé publique

est moins de trente minutes et pour 29.6% des TS interrogées ce temps est entre 30 et 60 minutes.

Il est entre une à deux heures pour 5.6% et il dépasse les deux heures pour 1.1 % des TS enquêtées. Le temps nécessaire pour l'obtention d'un préservatif ne constituerait pas un obstacle pour la majorité des interrogées. Il s'agirait plus d'un manque de culture du préservatif, chez beaucoup de Tunisiens des deux sexes, que d'accessibilité de ce moyen de protection[143] ».

Sans aller jusqu'à parler de « culture du préservatif », on se rend compte à travers les travaux de terrain quantitatifs ou qualitatifs, que l'utilisation du préservatif n'est donc, ni une question de moyens, ni d'accessibilité. Cela explique d'ailleurs pourquoi la distribution de préservatifs gratuits, ou leur distribution dans des espaces publics n'ont donné que des résultats médiocres en termes d'amélioration de la prévalence contraceptive.

La connaissance des IST est assez bonne dans le milieu du sexe, surtout parmi les prostituées régulièrement déclarées, qui sont médicalement suivies. En 2018, la séroprévalence du VIH a été estimée à 1.21%. Même si le chiffre est faible, il faut savoir qu'il a tout de même triplé depuis 2009 (0.43%).

Les travailleuses du sexe, et notamment celles qui opèrent dans la clandestinité, sont moins touchées par les actions de prévention. Moins facilement mobilisables, elles ont de moins bonnes connaissances des mesures de dépistage et de prévention. De ce point de vue, les associations apparaissent comme des partenaires privilégiés, les institutions publiques telles que les hôpitaux, CCDAG, étant davantage apparentées au

[143] Ministère de la Santé Publique, Direction des Soins de Santé de Base, *Enquête sérocomportementale du VIH auprès des travailleuses du sexe clandestines en Tunisie*, DSSB, Tunis, 2018, p. 84

« hakem[144] ». Par ailleurs, l'activité des travailleuses du sexe les empêche souvent d'accéder au service public, qui est astreint à des horaires administratifs. Les ONG, qui proposent des permanences, et surtout un visage plus « humain », sont de ce fait plus accessibles.

Un rapport de l'International HIV/AIDS Alliance avait souligné que « Dans la plupart des pays, les programmes adaptés aux besoins des travailleurs du sexe sont peu nombreux, voire inexistants. D'importantes sommes d'argent sont dépensées au niveau de la recherche médicale et sociale et dans la promotion de la santé au niveau de la population générale. Hélas, les sommes dépensées pour assurer la santé de ceux qui sont engagés dans l'industrie du sexe sont plutôt minimes[145] ».

C'est bien le cas en Tunisie, puisqu'en dehors d'un suivi médical régulier, les travailleuses du sexe restent encore largement hors de portée des programmes de lutte contre le VIH. La situation est encore plus grave en ce qui concerne les TS clandestines, les travailleurs du sexe hommes étant quant à eux littéralement ignorés par les programmes gouvernementaux.

Conscient de cette situation, le gouvernement semble avoir bien compris qu'une modification des comportements, par exemple en faveur d'une utilisation systématique du préservatif, n'est plus très réaliste. Les prochains programmes misent ainsi davantage sur une stratégie de prévention combinée, et notamment la promotion du dépistage et un meilleur accès aux services de soins et de counseling. Car, faut-il le rappeler, on peut

---

144 L'Etat, pris au sens coercitif

145 International HIV/AIDS Alliance, *Santé et protection au travail. Un guide sur les programmes de lutte contre le VIH/Sida avec les travailleurs du sexe*, International HIV/AIDS Alliance, Brighton, 2006, p. ii

estimer à 70% environ les contaminations sexuelles par des personnes ignorant leur statut sérologique[146].

Un meilleur contrôle des clients fréquentant les travailleuses du sexe semble donc retenir l'attention des pouvoirs publics, même si concrètement cela s'avère difficile.

En effet, les campagnes de communication du type « Il faut mettre un préservatif », « Il faut faire régulièrement un test VIH » s'essoufflent, et l'élaboration de messages plus adaptés s'avère aujourd'hui nécessaire. Les spécificités de la prostituée tunisienne sont encore ignorées.

Notre attention avait été attirée par un résultat étonnant, issu d'une récente enquête menée par le ministère de la Santé publique auprès de la communauté des travailleuses du sexe clandestines : 28.8% des TS interrogées ont déclaré avoir eu au moins un partenaire sexuel non payant au cours de la semaine précédant l'enquête[147].

Cela signifie que les prostituées semblent mener une vie sexuelle double : une première, génératrice de revenus, mais également une deuxième qui pourrait être appréhendée dans le contexte d'un épanouissement personnel, mais qui pourrait également résulter de pressions de la part de l'entourage, et en particulier un chantage, des menaces, une violence sexuelle…

Cette situation est déjà difficile en soi, mais elle renforce de surcroit le rôle que pourraient jouer les travailleuses du sexe clandestines dans la propagation du virus entre deux populations qui devraient être

---

[146] Coates TJ, Richter L, Caceres C., *Behavioural strategies to reduce HIV transmission: how to make*
them work better. Lancet. Londres, 2008, pp. 669-684

[147] République tunisienne, Ministère de la Santé Publique, Direction des Soins de Santé de Base, *Enquête sérocomportementale du VIH auprès des travailleuses du sexe clandestines en Tunisie*, DSSB, Tunis, 2018, p. 67

hermétiques. Etant une sorte de trait d'union entre le monde professionnel du sexe et celui, plus restreint, du cercle des proches, la travailleuse du sexe clandestine est un électron libre à surveiller de près.

Chapitre IX
TOXICOMANIE ET VIH

En l'absence de statistiques officielles, il faut se contenter des estimations rapportées par la société civile. Selon la Société Tunisienne d'Addictologie (STADD), on compte environ 11 000 UDI dans le Grand Tunis. Pourtant, les trois centres d'accueil d'UDI de la région offrent leurs services, à eux seuls, à plus de 18 000 individus : le centre à bas seuil de Mellassine, géré par l'Association Tunisienne de Lutte contre les MST et le SIDA (ATLMST/sida) compte 7500 bénéficiaires, le centre de l'association Chams en regroupe 7500, tandis que le centre de Bab Saadoun, géré par l'Association Tunisienne d'Information et d'Orientation sur le Sida et la Toxicomanie (ATIOST) traite quelques 3000 UDI. Le centre Amal d'éducation, de prévention et de traitement de la toxicomanie de Jbel Oust n'est pas encore fonctionnel.

Les usagers de drogues injectables (UDI) sont particulièrement vulnérables au VIH, mais également au Virus de l'hépatite C. En effet, l'échange de seringues contaminées permet à un individu d'en infecter plusieurs autres au cours d'une séance de consommation collective.

En Tunisie, la prévalence avait été pendant longtemps limitée à 3% chez les UDI, mais a récemment doublé, dépassant les 6%[148]. L'hépatite C, que l'on associe souvent au sida, connait une prévalence bien plus grande, dépassant les 30% dans le Grand Tunis. On oublie souvent que, lorsqu'on étudie les ravages du sida, il ne faut pas se contenter de compiler les statistiques directement liées au

---

148 Hsairi Mohamed, *Enquête sérocomportementale Du VIH/HVC auprès des usagers de drogues injectables en Tunisie*, Onusida, Tunis, février 2017, p. 8

VIH, mais il faut également prendre en considération les maladies que l'on appelle d'ailleurs « opportunistes ».

La prévention du VIH dans la communauté fermée des UDI passe donc nécessairement par une bonne compréhension des comportements.

Typologie des UDI

Les enquêtes récemment menées par le ministère de la Santé publique[149] montrent clairement que l'initiation aux drogues injectables est précoce. En effet, dans quasiment la moitié des cas (47.7%), elle se produit entre 15 et 19 ans. Le plus grave est que dans 20% des cas, c'est avant même l'âge de 14 ans que l'enfant commence à s'injecter une drogue. C'est donc au lycée et au collège que tout commence. Et c'est également là qu'il faut intervenir.

Par ailleurs, les mêmes travaux soulignent que la consommation de drogue est régulière, c'est à dire le plus souvent quotidienne. Dans le Grand Tunis par exemple, quasiment les trois quarts des UDI interrogés avouent s'injecter de la drogue chaque jour, et près de la moitié, qui sont généralement plus âgés et disposent de plus de revenus, le font avec une fréquence quotidienne de deux, voire trois injections.

Beaucoup d'UDI ont séjourné en prison, du fait de leur consommation ou pour d'autres crimes. La prison a rarement freiné les comportements de consommation, et les a au contraire le plus souvent exacerbés, à travers la création de nouveaux réseaux d'échange. Ce qui pose alors la question de l'utilité de la peine.

Nous sommes donc en présence d'une population restreinte mais dans laquelle la consommation est précoce

---

[149] Hsairi Mohamed, *Enquête sérocomportementale Du VIH/HVC auprès des usagers de drogues injectables en Tunisie*, Onusida, Tunis, février 2017, p. 8

et fréquente. Autrement dit, lorsque le mal est fait, il est déjà trop tard pour intervenir. Par ailleurs, le risque de l'addiction et de la surdose est aggravé par celui de contracter le VIH.

Dans les entretiens, les UDI affirment généralement ne pas échanger les seringues, car ils connaissent le risque qui y est associé. Toutefois, le jeune âge des UDI pose également le problème de la dissémination du virus hors du groupe de pairs. Sexuellement actifs et célibataires, les changements de partenaires sont nombreux, même si la société tunisienne considère encore très mal la sexualité hors du cadre nuptial[150].

Les jeunes UDI sont également mobiles et élargissent de ce fait la chaîne de transmission du VIH. Enfin, il faut noter que lorsque la relation sexuelle a lieu sous l'emprise de la drogue, elle se fait le plus souvent d'une manière non protégée. Car lorsque l'esprit est embrumé par le Subutex ou l'alcool, voire les deux à la fois, on n'est même plus capable de poser un préservatif.

La consommation de drogue étant sévèrement réprimée en Tunisie, la population des UDI reste invisible, et donc faiblement concernée par les stratégies officielles de communication, de prévention ou de prise en charge. En fait, lorsqu'un UDI apprend sa séropositivité, il est bien souvent trop tard pour le traiter, et il aura déjà contaminé d'autres personnes.

La parabole du nénuphar, que me racontait souvent notre jardinier lorsque nous étions enfant, illustre bien ce qui se produit aujourd'hui dans la société tunisienne : dans un étang, chaque jour la surface couverte par les nénuphars double, mais personne ne s'en rend compte. Car tout se passe en silence. L'avant dernier jour, le nénuphar

---

150 Bouhdiba Sofiane, *Le mariage en Tunisie. Entre continuité et rupture*, L'Harmattan, Paris, 2022

couvre la moitié de la surface de l'étang, mais personne ne réalise encore l'urgence de la situation.

Le dernier jour, le nénuphar couvre toute la surface de l'étang, suffocant tant la faune qua la flore, dans ce qui était autrefois un microenvironnement sain. Mais il est désormais trop tard pour agir. Le jeune homme est rongé par la drogue, séropositif, et il aura entraîné avec lui son ou ses partenaires.

Le mode de consommation

La population des UDI se trouve bien souvent dans une situation de précarité économique. C'est pourquoi la consommation de drogues coûteuses telles que l'héroïne, la cocaïne ou la morphine sont plutôt rares. C'est plutôt le Subutex, détourné de sa fonction thérapeutique analgésique, et qui s'administre normalement sous forme de comprimés, qui est le plus consommé par les usagers des drogues injectables en Tunisie[151]. Une sorte de drogue du pauvre, qui produit des effets désastreux sur l'organisme.

Outre le Subutex, les principales drogues injectées sont le Temgésic, l'héroïne, la cocaïne et les benzodiazépines[152].

Le graphique ci-dessous montre bien que le Subutex est la principale drogue injectée en Tunisie, suivi de loin par la morphine, l'héroïne et la cocaïne (13.8%) :

---

[151] Hsairi Mohamed, *Enquête sérocomportementale Du VIH/HVC auprès des usagers de drogues injectables en Tunisie*, Onusida, Tunis, février 2017, p. 10

[152] Hsairi Mohamed, *Enquête sérocomportementale Du VIH/HVC auprès des usagers de drogues injectables en Tunisie*, Onusida, Tunis, février 2017, p. 19

Drogues consommées par voie injectable au moins une fois dans la vie

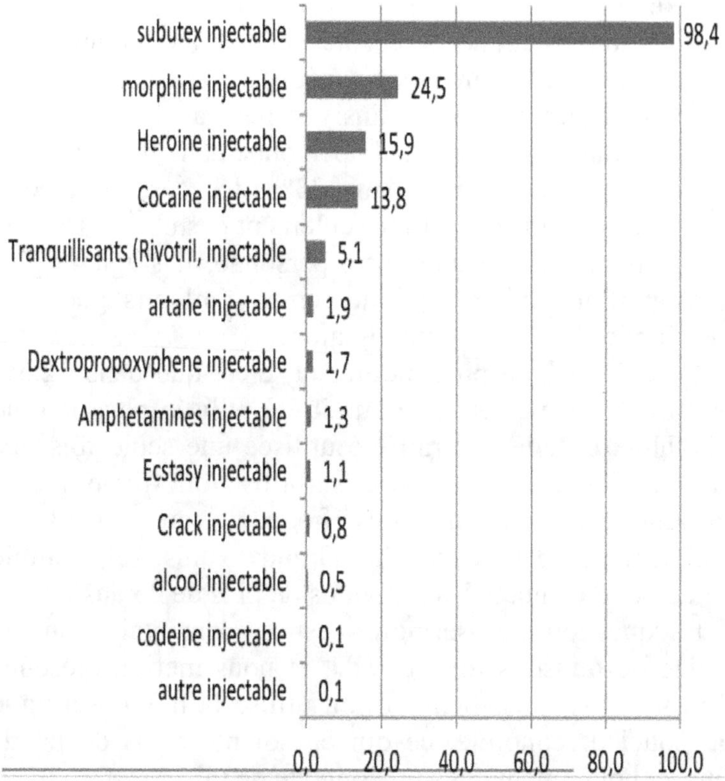

(Source : Hsairi Mohamed, *Enquête sérocomportementale Du VIH/HVC auprès des usagers de drogues injectables en Tunisie*, Onusida, Tunis, février 2017, p. 43)

La transmission du VIH entre consommateurs de drogues injectables se fait lorsque la seringue d'une personne infectée est ensuite utilisée par quelqu'un d'autre. Le partage de seringue entre dans le cadre des pratiques de convivialité, puisque souvent il y a davantage de « kif[153] » lorsqu'on partage ces moments. L'emploi

[153] Satisfaction

d'une même seringue peut également être dicté par le manque de moyens, voire par les conditions du moment, par exemple la clandestinité ou la détention.

Pourtant, les enquêtes récentes tendent à démontrer que la seringue est rarement partagée par un grand nombre d'UDI : le partage aurait ainsi eu lieu, au cours des 30 derniers jours, avec une seule personne dans 53% des cas, avec 2 ou 3 personnes dans 33% des cas, et avec 4 personnes ou plus dans 14% seulement des cas[154]. Dans le cas de partage avec une autre personne, il s'agit le plus souvent d'un ami, ce qui ne remet d'ailleurs guère en question le risque de contamination.

Ce qui est bien plus inquiétant, c'est que dans 22.5% des cas, la même seringue aurait été utilisée plus de cinq fois, alors qu'elle n'aurait été utilisée une seule fois que dans 14.5% des cas. Cette surutilisation d'une même seringue est beaucoup plus fréquente au sein de la communauté des UDI du Grand Tunis, et semble concerner davantage les individus de plus de 25 ans[155].

La question des seringues est fondamentale dans la chaîne de transmission du VIH, et nous met en présence d'un paradoxe : visiblement, on utilise la même seringue par souci d'économie, ce qui en soi n'est pas dénué de sens, et notamment dans un contexte de misère.

Pourtant, cela signifie qu'un individu parvient à collecter suffisamment d'argent pour acheter de bien coûteuses doses de Subutex, mais rechigne ensuite à dépenser quelques centaines de millimes[156] pour obtenir une seringue stérile. Ces dernières sont d'ailleurs le plus

---

[154] Hsairi Mohamed, *Enquête sérocomportementale Du VIH/HVC auprès des usagers de drogues injectables en Tunisie*, Onusida, Tunis, février 2017, p. 45

[155] Hsairi Mohamed, *Enquête sérocomportementale Du VIH/HVC auprès des usagers de drogues injectables en Tunisie*, Onusida, Tunis, février 2017, p. 46

[156] Quelques dizaines de centimes d'euros

souvent obtenues gratuitement auprès d'une association. Une économie de bouts de chandelle qui aura ensuite de désastreuses conséquences sanitaires.

Notons enfin que la réutilisation d'une même seringue a fait l'objet d'un « nettoyage » dans 82.3% des cas. Nos entretiens ont toutefois révélé que c'est d'un nettoyage superficiel qu'il s'agit, et en tous les cas largement insuffisant pour empêcher une transmission du virus de bras à bras.

L'enquête menée en 2017 par Onusida confirme nos craintes, puisque le nettoyage a été simplement fait avec de l'eau froide dans 58.8% des cas, suivi par l'usage d'alcool (33.7%), de l'eau de javel (9.7%), de l'eau tiède (9.4%), une chaleur sèche (2.4%) et enfin de l'eau bouillante (2.7%)[157].

Comme pour le condom ou la circoncision, on constate que lorsque des précautions insuffisantes sont prises, le risque de transmission est finalement multiplié au lieu de diminuer. En se croyant protégé, on peut finalement prendre davantage de risques.

Dépénaliser ?

Il a souvent été question de dépénaliser la consommation de drogues en Tunisie. La loi n°52-92 du 18 mai 1992 prévoit une peine d'emprisonnement d'un à cinq ans et une amende de mille à trois mille dinars[158], pour tout consommateur ou détenteur à usage de consommation personnelle de plantes ou matières

---

[157] Hsairi Mohamed, *Enquête sérocomportementale du VIH/HVC auprès des usagers de drogues injectables en Tunisie*, Onusida, Tunis, février 2017, p. 47

[158] Approximativement 300€ à 1000€, selon le taux de change de juillet 2023

stupéfiantes, hors les cas autorisés par la loi. La tentative est également punissable.

Les revendications de la société civile concernent plus spécifiquement la consommation occasionnelle d'un joint, que l'on peut effectivement considérer comme une « bêtise de jeunesse ». On peut toutefois raisonnablement supposer qu'un adoucissement des peines pourrait être un premier pas vers une moindre discrimination de l'UDI, ce qui pourrait faciliter à terme son accès à de meilleurs services de prévention.

Troisième partie

LES REPONSES

ou sa famille en expriment le désir[160] ». Mais peut-on se permettre de rapatrier un patient que l'on considère extrêmement contagieux ?

L'autre question qui se pose ici est celle de la légitimité de l'abandon d'un PVVIH stade sida à son propre sort. C'est ce qu'on appelle « euthanasie passive ». L'euthanasie, du grec *ευ* (bon) et *τανατος* (la mort) est « La théorie selon laquelle il est légitime et moral de provoquer la mort de malades incurables dont la fin est proche, lorsqu'ils souffrent beaucoup[161] ».

Il s'agit donc d'abréger la vie d'un patient condamné par le VIH, afin d'alléger ses souffrances. Deux théories s'opposent ici : les uns y voient purement et simplement un acte criminel, anti-déontologique et allant de surcroit à l'encontre des préceptes religieux les plus basiques. Pour les autres en revanche, il s'agit finalement de soulager un être humain et l'aider à mourir dans la dignité. Les anglo-saxons emploient d'ailleurs le terme de « right to die », c'est à dire le droit de mourir que détient chaque être humain, et on retrouve parfois dans la littérature francophone le terme « mort dans la dignité ».

En réalité, l'euthanasie peut revêtir deux aspects fort différents d'un point de vue éthique. Elle peut être « active », et le débat est alors largement ouvert sur la question suivante : faut-il accélérer la mort d'un PVVIH relégué à l'état de végétal ou en proie à de vives souffrances, ou faut-il au contraire prolonger ce semblant de vie au-delà des limites imposées autrefois par la nature et aujourd'hui par la science ?

---

[160] République Tunisienne, *Décret 81-1634 du 30 novembre 1981 portant règlement général intérieur des hôpitaux, instituts et centres spécialisés relevant du ministère de la santé publique*, Journal Officiel de la République Tunisienne n° 77, Tunis, 4 décembre 1981

[161] Rey Alain, *Micro Robert*, Paris, 1988, p. 492

L'euthanasie peut également revêtir une forme plus discrète, plus insidieuse aussi : il s'agit de l'euthanasie dite « passive », pratique hospitalière de reconduction du malade sans espoir de guérison vers sa famille, au sein de laquelle il pourra mourir tranquillement, entouré de l'affection des siens. C'est en quelque sorte, la désinstitutionalisation de la mort. Dans le cas du sida, la question de l'affection des proches peut poser problème.

Nous avons ainsi rencontré des PVVIH en stade final, et que les familles refusaient littéralement d'accueillir. D'abord, il s'agissait de cas sociaux, le plus souvent des individus marginaux, exclus depuis longtemps déjà du cercle familial.

La peur de la contamination est également un frein majeur à tout retour à la maison. Comme ce fut le cas plus récemment avec la pandémie de Covid-19, même les dépouilles sont traitées avec la plus grande suspicion par les proches[162].

En Tunisie, il n'existe pas encore de texte spécifique à l'euthanasie, mais celle-ci est assimilée à un homicide, et donc interdite et punie par la loi. L'euthanasie passive concerne plus particulièrement les pays les moins développés, qui ne maîtrisent pas suffisamment les technologies médicales de pointe, celles qui justement permettent de rallonger la durée de vie des grands malades en phase finale, par exemple des PVVIH épuisés par la maladie.

L'euthanasie passive est parfois décrite comme « l'euthanasie du pauvre ». En fait, elle diffère de l'euthanasie active, celle dont nous prenons conscience à travers les média occidentaux, en ce sens que cette dernière est l'aboutissement d'un choix raisonné, alors que l'euthanasie passive nous est imposée par la gravité du

---

162 Bouhdiba Sofiane, *Covid 19. Le retour de la peste*, L'Harmattan, Paris, 2020, pp. 228-236

mal, c'est à dire en définitive par le plateau médical insuffisant.

Le problème qui se pose est le suivant : le manque de moyens rend les médecins de la santé publique impuissants devant la gravité du mal, et les met dans l'obligation de « reconduire » chez eux des patients qu'ils savent condamnés d'avance.

C'est d'ailleurs le terme employé par la psychologue tunisienne Lilia Laabidi, qui écrit : « Reconduire le malade chez lui sur la demande de sa famille ou sur la proposition de l'équipe soignante est une scène courante quand la médecine est jugée de part et d'autre limitée à guérir[163] ».

Pour un médecin, vivre une situation d'euthanasie passive n'est certes pas une expérience aisée, d'autant plus que c'est d'un triple combat qu'il s'agit : après avoir affronté le patient condamné et ses proches, c'est face à soi-même que se retrouve le médecin impuissant.

Lorsque le médecin se rend compte - il est généralement le premier à le faire - que le malade ne peut être soigné avec les moyens dont dispose l'hôpital, il est subitement désintéressé, après avoir signifié au malade les limites de sa science.

Un médecin de la santé publique nous avait ainsi confié, à propos d'un PVVIH condamné, que « Le plus dur pour le staff médical et paramédical sera de lui faire oublier son état d'agonisant ».

Le droit à la non-discrimination :

L'article 3 du Code de déontologie médicale stipule que « Le médecin doit soigner avec la même conscience tous

---

[163] Labidi Lilia, Nacef Tawfiq, *Deuil impossible*, Sahar, Tunis, 1993, p. 37

ses malades sans discrimination aucune[164] ». Facile à dire, mais lorsqu'une goutte de sang traversant un gant déchiré peut transmettre le virus, peut-on raisonnablement demander au médecin d'être un héros ?

Le médecin tunisien Mohamed Amine Mesrati rapporte ainsi que « Certains médecins hésitent à appliquer des méthodes invasives à ces patients parce qu'ils craignent une contamination. Cependant, les patients atteints d'une maladie infectieuse ne font l'objet d'aucune exception dans les codes d'éthique médicale, notamment pour ce qui concerne le devoir du médecin de traiter tous les patients également.

Un médecin n'est pas autorisé sur le plan légal et éthique à refuser de traiter un patient dont la pathologie entre dans le domaine de ses compétences uniquement au motif que le patient est séropositif[165] ».

Le droit aux soins

Un citoyen contaminé par le VIH a le droit de bénéficier de soins. Cela signifie que les établissements de santé doivent assurer l'ensemble de la chaîne de services, allant du dépistage au traitement, en passant par le diagnostic.

La circulaire n°16 du 27 Février 2001 du ministère de la Santé publique énonce ainsi que : « Le diagnostic, le suivi des malades et la prestation des soins comprenant la fourniture des médicaments traitant les affections

---

164 République Tunisienne, *Code de déontologie médicale*, Journal Officiel de la République Tunisienne n°40, Tunis, 28 mai-1er juin, p. 764

165 Mesrati Mohamed Amine, Haj Salem Nidhal, Boussaid Marwa, Mahjoub Yosra, Chadly Ali, Aissaoui, *Droits et devoirs des patients atteints du virus d'Immuno-Déficience Humaine (VIH) en Tunisie*, in *La Tunisie médicale*, volume 95 (5), Tunis, 2017, p. 320

opportunistes et les médicaments antirétroviraux sont gratuits et à la charge de l'état[166] ».

Lorsque la séropositivité d'un patient est clairement établie, il est orienté vers un service spécialisé pour être pris en charge. Le malade est cependant libre de choisir l'établissement de santé dans lequel il veut être soigné. Si le centre soin dispose d'un lit, il doit accepter. Or, les quatre services nationaux de prise en charge du VIH sont quasi systématiquement encombrés. Par ailleurs, le recours à un médecin privé ne peut pas se faire pour l'obtention de la première ordonnance de médicaments antirétroviraux ou pour le suivi d'un essai thérapeutique. Tout doit commencer à l'hôpital.

L'article 2 du Décret 81-1634 du 20 Novembre 1981 portant règlement général intérieur des hôpitaux, instituts et centres spécialisés relevant du ministère de la Santé publique pose ainsi le principe que les hôpitaux publics sont seuls compétents pour poser le diagnostic, traiter un patient séropositif, assurer son isolement prophylactique[167].

Le consentement

La Loi tunisienne pose le principe du consentement préalable à tout dépistage du VIH. De ce fait, il n'est pas autorisé de dépister un individu de force ou à son insu. L'article 10 de la Loi n°2007-12 du 12 février 2007, modifiant et complétant la Loi n°92-71 du 27 juillet 1992, relative aux maladies transmissibles stipule ainsi que « Le

---

[166] Ministère de la Santé publique, *Circulaire n°16*, Journal Officiel de la République Tunisienne, Tunis, 27 février 2001

[167] République Tunisienne, *Décret 81-1634 du 30 novembre 1981 portant règlement général intérieur des hôpitaux, instituts et centres spécialisés relevant du ministère de la santé publique*, Journal Officiel de la République Tunisienne n° 77, Tunis, 4 décembre 1981

dépistage anonyme peut être effectué de façon volontaire par toute personne aux centres et établissements sanitaires, fixés par un arrêté du ministre chargé de la santé publique[168] ».

Dans tous les cas, les patients qui effectuent un test de dépistage au VIH doivent être préalablement informés des modalités, et doivent notamment savoir qu'ils ont le droit de refuser. Seuls les test préalables à un prélèvement de sang ou d'organe sont obligatoires, puisqu'ils engagent la santé d'autrui.

Par ailleurs, lors de l'établissement du certificat prénuptial, qui lui est obligatoire[169], le médecin peut demander, avec l'accord du futur époux, un test VIH. Cela ne donne pas le droit au médecin de déclarer l'aptitude au mariage ni à informer le futur conjoint. Tout au plus a-t-il latitude pour informer le patient des conséquences pénales en cas de transmission délibérée du virus[170].

Enfin, il faut noter que même lorsque la séropositivité est confirmée, le patient doit consentir à bénéficier d'un traitement. Cela peut poser un problème juridique, car si chacun est libre de ses choix de survie, en revanche refuser un traitement peut mettre en danger la vie de tierces personnes.

---

168 République Tunisienne, *Loi n° 2007-12 du 12 février 2007, modifiant et complétant la loi n° 92-71 du 27 juillet 1992, relative aux maladies transmissibles*, p. 484 ; Imprimerie Officielle de la République Tunisienne, *Loi n° 92-71 du 27 juillet 1992, relative aux maladies transmissibles* n°50, Tunis, 31 juillet 1992, pp. 939- 948

169 République Tunisienne, *Loi 64-46 du 3 novembre 1964 instituant le certificat médical prénuptial*, Journal Officiel de la République Tunisienne n°53 du 8 novembre 1964 p.1274 ; *Arrêté du 16 décembre 1995 fixant le modèle du certificat prénuptial*, Journal Officiel de la République Tunisienne n°103, Tunis, 26 décembre 1995, p.2353

170 Cela peut s'apparenter à un homicide

Le droit à l'information

La Loi 92-71 du 27 Juillet 1992 relative aux maladies transmissibles énonce en son article 6 : « Tout médecin, lorsqu'il diagnostique ou traite une maladie transmissible ou susceptible de le devenir doit :

- informer le patient du genre de maladie dont il est atteint, de toutes ses conséquences possibles d'ordre physique et psychique, ainsi que de ses répercussions sur la vie professionnelle, familiale et sociale ;
- lui indiquer les dangers de contamination qu'entraînerait un comportement ne respectant pas les mesures préventives établies ;
- l'informer des devoirs que lui imposent les dispositions de la présente loi ainsi que celles des textes pris pour son application[171] ».

La circulaire du ministère de la Santé publique n°36 du 19 Mai 2009 consacre également ce droit fondamental du citoyen à être correctement informé sur son état de santé.

En vertu de la loi tunisienne donc, le médecin doit initier tout processus thérapeutique avec un entretien individuel intelligible et franc avec le patient, au cours duquel il lui expose le diagnostic, les traitements proposés, les alternatives, ainsi que les effets secondaires. Le sida étant une pathologie spécifique, le médecin se doit alors d'user de tact, voire de proposer un soutien psychologique.

Le législateur tunisien insiste sur la sincérité des échanges entre le patient et le médecin, au point d'engager la responsabilité de ce dernier au cas où le défaut d'information aurait causé un préjudice. C'est parfois le cas lorsqu'un refus de prendre les médicaments, ou un

---

[171] République Tunisienne, *Loi n° 2007-12 du 12 février 2007, modifiant et complétant la loi n° 92-71 du 27 juillet 1992, relative aux maladies transmissibles*, pp. 939-948

déni de la situation entraîne une aggravation de l'état sérologique du patient.

L'article 36 du code de déontologie médicale stipule toutefois que « Un pronostic grave ou fatal peut être dissimulé au malade. Il ne peut lui être révélé qu'avec

la plus grande circonspection[172] ». Nous avons constaté que les médecins tunisiens adoptent rarement cette position, préférant appliquer le vieux principe musulman de « maslaha », en vertu duquel, dès lors qu'un croyant se trouve confronté à deux maux, il se doit de choisir le moindre[173].

Le secret médical

En Tunisie, le secret médical est garanti par plusieurs texte, tels que le Code de déontologie médicale[174], la Loi organique n°2004-63 du 27 juillet 2004 portant sur la protection des données à caractère personnel relatives à la santé[175], ou encore le Code pénal[176].

---

[172] République Tunisienne, *Code de déontologie médicale*, Journal Officiel de la République Tunisienne n°40, Tunis, 28 mai-1er juin, p. 764

[173] C'est en vertu de ce principe que la dissection a été largement admise par les médecins arabes

[174] République Tunisienne, *Code de déontologie médicale*, Journal Officiel de la République Tunisienne n°40, Tunis, 28 mai-1er juin, articles 8 et 9

[175] République Tunisienne, *Loi organique n°2004-63 du 27 juillet 2004 portant sur la protection des données à caractère personnel*, Journal Officiel de la République Tunisienne n°61 du 30 juillet 2004, pp. 1988-1997, articles 62-65

[176] République Tunisienne, *Code pénal* ; *Décret du 19 juillet 1913*, Journal Officiel de la République Tunisienne n°79 du 1er octobre 1913, modifié par la loi n°2005-46 du 6 juin 2005, portant approbation de la réorganisation de quelques dispositions du code pénal et leur rédaction, Journal Officiel de la République Tunisienne n°48 du 17 juin 2005, article 254

La gravité de la pathologie et la haute contagiosité du VIH ont amené le législateur à inscrire le sida comme une exception. On peut également constater que des éléments subjectifs ont joué ici. Ainsi, en vertu de l'article 3 de la Loi n° 2007-12 du 12 février 2007, modifiant et complétant la loi n° 92-71 du 27 juillet 1992, relative aux maladies transmissibles, le sida est considéré comme une maladie à déclaration obligatoire[177].

De ce fait, le principe fondamental du secret médical, opposable à une tierce personne, ne l'est plus vis-à-vis des autorités sanitaires. On part ici de l'idée que l'intérêt collectif prime sur celui de l'individu. L'article 7 de la Loi n° 2007-12 énonce ainsi que « La déclaration est faite aux autorités sanitaires par tout médecin ou biologiste qui les diagnostique, ou qui en a pris connaissance, quel que soit son statut ou son mode d'exercice et ce selon des conditions et des formes fixées par décret… Les déclarations faites en vertu des dispositions de la présente loi ne constituent pas une violation du secret professionnel[178] ».

Si une certaine logique transparait au travers de ce paradoxe, qui consiste à informer les autorités mais pas le patient concerné, en revanche deux questions peuvent être ici soulevées : d'abord, celle de la dérive autoritaire : on peut en effet se demander ce que risquerait un patient dénoncé aux autorités sanitaires, et par voie de conséquences aux autorités sécuritaires.

---

177 République Tunisienne, *Loi n° 2007-12 du 12 février 2007, modifiant et complétant la loi n° 92-71 du 27 juillet 1992, relative aux maladies transmissibles*, p. 484

178 République Tunisienne, *Loi n° 2007-12 du 12 février 2007, modifiant et complétant la loi n° 92-71 du 27 juillet 1992, relative aux maladies transmissibles*, p. 484

Déjà problématique pour un simple citoyen, cela peut poser de réels problèmes à un migrant en situation illégale, à un UDI, voire un HSH.

L'autre problème qui se pose relève davantage de l'éthique : un patient refusant de révéler sa séropositivité risque de mettre en danger son ou ses partenaires sexuels. Une contamination plus ou moins délibérée peut alors engager la responsabilité du patient, mais également le médecin traitant, qui sera considéré ipso facto comme un complice.

C'est la raison pour laquelle le législateur a prévu une sorte de « sortie de secours » pour le médecin. Ainsi, la Loi n° 92-71 du 27 juillet 1992 relative aux maladies transmissibles, autorise les professionnels de la santé à informer les autorités judiciaires de la séropositivité d'un patient, dans trois situations bien définies : d'abord, si le médecin estime qu'il existe un risque réel de transmission du VIH à une tierce personne.

Ensuite, si le patient tente manifestement de contaminer délibérément un partenaire sexuel. Un troisième cas existe, et c'est le plus courant dans le cas tunisien : le patient refuse farouchement son traitement, mettant ainsi en danger sa vie mais également celle des autres.[179].

L'article 11 bis de la Loi n° 92-71 stipule ainsi que « Toute maladie qui revêt un caractère épidémique et dont la propagation constitue un danger pour la santé de la population, ladite maladie ainsi que les personnes qui en sont atteintes, sont soumises aux dispositions relatives à l'obligation de se faire examiner et traiter ainsi qu'à

---

179 République Tunisienne, *Loi n° 92-71 du 27 juillet 1992, relative aux maladies transmissibles*, Journal Officiel de la République Tunisienne n°50 du 31 juillet 1992, p. 939- 948

l'hospitalisation d'office en vue de l'isolement prophylactique[180] ».

La transmission du dossier au parquet entraîne alors une hospitalisation forcée, qui doit être prononcée par le président du tribunal de première instance. Tout cela pose de graves problèmes d'ordre éthique, la liberté de conscience du médecin étant systématiquement mise à rude épreuve.

L'article 9 de la Loi n° 2007-12 du 12 février 2007, modifiant et complétant la loi du 27 juillet 1992, relative aux maladies transmissibles, va plus loin encore et pose le principe de l'injonction thérapeutique : « Toute personne se sachant atteinte de l'une des maladies transmissibles prévues à la présente loi, est tenue de se faire examiner et traiter par un médecin[181] ».

L'article 11 précise plus loin que « L'hospitalisation d'office en vue de l'isolement prophylactique peut être décidée à l'encontre des personnes atteintes par le VIH... Toute personne reconnue atteinte de l'une des maladies prévues à l'annexe jointe à la présente loi, peut se voir enjoindre par l'autorité sanitaire d'avoir à se traiter régulièrement et d'en faire la preuve par la production de certificats médicaux aux dates fixées par la même autorité sanitaire[182] ».

L'article 18 de la Loi n° 92-71 précise enfin que « Toute personne reconnue coupable est passible d'un

---

[180] République Tunisienne, *Loi n° 92-71 du 27 juillet 1992, relative aux maladies transmissibles*, Journal Officiel de la République Tunisienne n°50 du 31 juillet 1992, p. 939- 948

[181] République Tunisienne, *Loi n° 2007-12 du 12 février 2007, modifiant et complétant la loi n° 92-71 du 27 juillet 1992, relative aux maladies transmissibles*, p. 484

[182] République Tunisienne, *Loi n° 2007-12 du 12 février 2007, modifiant et complétant la loi n° 92-71 du 27 juillet 1992, relative aux maladies transmissibles*, p. 484

emprisonnement d'un à trois ans[183] ». Double peine du patient, menacé dans son intégrité physique et dans sa liberté.

Au-delà des aspects purement médicaux, la prise en charge d'un patient séropositif soulève ainsi des questionnements que la législation tunisienne n'a pas encore été capable de résoudre[184].

Le droit de fonder une famille

En Tunisie plus qu'ailleurs, le mariage s'inscrit comme une véritable obligation morale, le but ultime de toute vie[185]. La sociologue tunisienne Lilia Ben Salem souligne d'ailleurs la stigmatisation dont fait systématiquement l'objet le célibataire tunisien : « Le mariage, dans la société tunisienne, fait toujours partie de ces rites de passage incontournables qui ponctuent l'histoire de chaque famille. Il est implicitement apprécié comme une obligation à caractère religieux (mariage, moitié de la religion[186]) ; le célibataire est tenu pour anormal[187] ».

---

183 République Tunisienne, *Loi n° 92-71 du 27 juillet 1992, relative aux maladies transmissibles*, Journal Officiel de la République Tunisienne n°50 du 31 juillet 1992, p. 939- 948

184 Manaouil Cécile, Daury-Fauveau Morgane, *Regards croisés sur le médecin face au partenaire d'un patient séropositif*, in *Médecine et droit*, 2008 (92), pp. 144-149 ; voir également Ponseille Anne, Guigue M., *Secret professionnel et sida, ou la liberté de conscience du médecin au regard du droit pénal*, in *Revue de Droit de la santé n°22*, 2008, p. 221

185 Bouhdiba Sofiane, *Le mariage en Tunisie. Entre continuité et rupture*, L'Harmattan, Paris, 2022

186 Au sens de : celui qui se marie accomplit la moitié des obligations imposées par l'islam

187 Ben Salem Lilia et Locoh Thérèse, *Les transformations du mariage et de la famille*, in Vallin Jacques, Locoh Thérèse, *Population et développement en Tunisie. La métamorphose*, Tunis, Cérès, 2001, p. 143

La question qui se pose alors, dans le contexte menaçant du sida, est alors la suivante : un individu séropositif a-t-il le droit de se marier ? Autrement dit, faut-il privilégier le religieux, le culturel, ou l'intégrité physique ?

Pour éviter les naissances d'enfants affectés de tares congénitales, ainsi que la transmission de maladies infectieuses telles que le sida, le gouvernent tunisien a institué le certificat prénuptial. Ce dernier est toutefois considéré comme une simple formalité, systématiquement contournée au travers de certificats de complaisance.

Parfois, le médecin comprend au travers de l'entretien avec le futur époux que la présence d'une maladie sexuellement transmissible comme le VIH est hautement probable. Il peut alors exiger un test VIH comme condition à la délivrance du certificat prénuptial.

Si le test se révèle positif, le médecin doit alors convaincre le patient d'informer son partenaire pour que des mesures préventives soient entreprises lors de l'union. En cas de refus, le médecin doit refuser de délivrer le certificat prénuptial, tout en adoptant le secret médical vis-à-vis du partenaire.

On peut avancer l'hypothèse que la séropositivité peut être une cause de rupture du projet d'union. Toutefois, le Décret 2003-1027 du 28 avril 2003 relatif à la définition des activités de la médecine de reproduction et les modalités de son exercice, pris en application de la Loi 2001-93 du 7 Août 2001 relative à la médecine de reproduction[188] s'inscrit assurément comme un texte

---

[188] République Tunisienne, *Décret 2003-1027 du 28 avril 2003 relatif à la définition des activités de la médecine de reproduction et les modalités de son exercice*, Journal Officiel de la République Tunisienne n°37 du 9 mai 2003, p. 1606 ; République Tunisienne, *Loi 2001-93 du 7 Aout 2001 relative à la médecine de reproduction*, Journal Officiel de la République Tunisienne n°63 du 7 août 2001, Tunis, p. 2082

d'avant-garde, puisqu'il accorde le droit à tout individu d'avoir un enfant.

L'article 10 du décret propose ainsi que « La congélation des spermatozoïdes d'un patient infecté par le VIH sera effectuée dans des paillettes de haute sécurité... Les embryons congelés issus des spermatozoïdes infectés sont stockés également dans une cuve spécifique... ».

A notre connaissance toutefois, l'expérience n'a pas encore été tentée en Tunisie, probablement du fait de l'épaisseur des barrières culturelles et religieuses. On n'efface pas des traditions millénaires avec un décret.

L'indemnisation en cas de contamination iatrogène par le VIH

Les transfusions sanguines et les injections de produits dérivés du sang peuvent contaminer un individu et lui causer de graves préjudices corporels, matériels et moraux. La législation tunisienne confirme le principe de l'indemnisation des victimes contaminées, qui peut se faire à l'amiable ou par la voie judiciaire. L'indemnisation, autrefois basée sur le principe de faute prouvée, a été assouplie, le juge pouvant désormais se contenter d'une présomption de faute.

Deux affaires font aujourd'hui jurisprudence, renforçant ainsi l'arsenal juridique existant. Il y a d'abord l'arrêt dit Yaacoubi, émis en appel par le tribunal administratif de Tunis le 16 Avril 1999[189], dans une sordide affaire de décès par sida trois ans après une transfusion sanguine effectuée en 1986 dans un hôpital

[189] Appel n°21 926 du 16 Avril 1999 ; pour les détails, voir Hureau Jacques, *A propos des décisions jurisprudentielles liées aux infections nosocomiales*, in *Gynécologie obstétrique fertilité et sénologie*, 2002 (30), pp. 704-710

public[190]. La deuxième affaire, moins connue du grand public, date du 25 février 2005[191].

Le droit au voyage

Le sida est devenu un moyen de restreindre l'entrée, le séjour et la résidence des personnes vivant avec le VIH, au motif de la séropositivité. C'est ce qu'on appelle « Restrictions au voyage liées au VIH ». La plupart de ces restrictions ont été imposées par les gouvernements dans les années 1980. Ainsi, le seul fait d'être séropositif a été un prétexte pour refouler les migrants indésirables, les demandeurs d'asile par exemple, ou pour les priver de leurs droits les plus basiques.

La mobilité des personnes séropositives a soulevé de grands débats, même les pays les plus démocratiques ayant érigé des barrières sanitaires. Aujourd'hui, la plupart des pays ont fini, sous la pression populaire, par lever les restrictions de voyage liées au VIH, avec des exceptions pour les séjours à long terme.

La position de la Tunisie reste floue, puisque les entrées pour des courts séjours ne sont pas conditionnées par une séronégativité. L'attribution d'un permis de résidence ou de travail nécessitent toutefois un examen de santé. On peut supposer qu'une séropositivité pourrait être à l'origine de la délivrance des documents requis pour un séjour de longue durée.

---

[190] Avant 1987, la transfusion sanguine n'était pas sécurisée par des tests VIH systématiques

[191] Appel n° 17552 du 25 Février 2005

Chapitre XI
LA PREVENTION

Comme dans toute stratégie sanitaire efficiente, c'est en amont que les efforts devraient se concentrer. Pourtant, la prévention semble venir en second lieu dans la stratégie nationale de riposte au VIH, ne serait-ce que par la part du budget alloué. Ainsi, un tiers seulement environ du budget alloué par le ministère de la Santé publique à la riposte nationale au sida finance des activités de prévention.

De fait, les différents moyens de prévention du VIH restent assez peu disponibles, et leur accès physique et culturel reste encore insuffisant. On peut avancer l'hypothèse que l'environnement arabo-musulman, subtil mélange de « hchouma » et de puritanisme modéré, limite le lancement de vastes campagnes de communication sur des thématiques telles que l'usage du préservatif ou les effets de la rotation des partenaires. Certes, on distribue des préservatifs dans les associations, mais peut-on raisonnablement le faire dans les universités, voire dans les cours des lycées ? C'est pourtant là que les actions de terrain devraient se concentrer.

Pour les mêmes raisons, l'éducation sexuelle peine encore à se généraliser. Il existe bien un semblant d'éducation sexuelle en milieu scolaire, mais il reste trop académique, dans le cadre limité du cursus de sciences naturelles.

La prévalence contraceptive

Le 13 août 1956, date de la promulgation du Code du Statut Personnel (CSP), a été le véritable point de départ de la politique de population de la Tunisie indépendante.

En effet, le CSP a définitivement et résolument jeté les bases juridiques de la famille tunisienne moderne. Parmi les plus importantes, on peut citer l'abolition de la polygamie et de la répudiation, l'institution du divorce judiciaire, ainsi que le consentement de l'épouse à son mariage.

C'est quelques années plus tard, et plus précisément le 9 janvier 1961, avec la promulgation de la loi sur les produits contraceptifs, que démarre officiellement la politique avant-gardiste de planification familiale en Tunisie. Depuis, le gouvernement n'a cessé de tout mettre en œuvre pour limiter la fécondité, et notamment auprès de la population rurale, moins réceptive au progrès et aux nouveaux comportements en matière de reproduction.

Les points clés de la stratégie de contrôle des naissances, dont l'application a été confiée à l'Office National de la Famille et de la Population (ONFP), ont été les suivants : l'éducation et la prise de conscience des femmes en âge de reproduction[192], la mise en place d'une infrastructure moderne de santé de la reproduction et la diffusion des moyens de contraception.

L'une des originalités de la stratégie de Planification Familiale (PF) en Tunisie réside dans le fait que les actes de PF sont dispensés gratuitement à la population, ce qui a permis de surmonter les freins de nature purement économique. C'est donc principalement en éliminant les barrières culturelles à l'accès aux moyens de contraception que le gouvernement a pu préparer la population à utiliser les moyens de contraception moderne, dont le préservatif.

Conçu au départ pour contrôler la natalité, ce dernier se verra attribuer un nouveau rôle dès le milieu des années 1980 : prévenir le VIH. Ainsi, le taux de prévalence

[192] C'est-à-dire âgées de 15 à 49 ans. En démographie, on considère ainsi qu'une femme ayant fêté son cinquantième anniversaire ne peut plus engendrer d'enfants, ce qui prête à discussion

contraceptive est passé de 9% en 1965 à 66.4% aujourd'hui, 82% des femmes utilisant une méthode contraceptive moderne, dont le préservatif.

Pourtant, des enquêtes récentes tendent à montrer que l'usage du préservatif est en régression en Tunisie, ce qui pourrait expliquer la hausse du nombre d'avortements et, dans une moindre mesure la prévalence du VIH.

En 2019, le Groupe Tawhida Ben Cheikh a mené une étude sur les connaissances, les attitudes et la pratique des jeunes en matière de sexualité et de santé sexuelle et reproductive. Les résultats sont alarmants : seuls 36% des jeunes enquêtés ont déclaré avoir systématiquement utilisé un préservatif, et 45% au cours de certaines relations, tandis que 18% ont affirmé ne l'avoir jamais utilisé[193].

Les déterminants, probablement d'ordre culturel (l'habitude, la diminution du plaisir, la limitation des performances sexuelles…) restent encore flous, et les enquêtes menées à un niveau plus restreint, dans le cadre de travaux universitaires par exemple, ne font pas nettement ressortir si ce sont les hommes ou les femmes qui tendent à rejeter le préservatif.

Quant au préservatif féminin, le femdom, il est quasiment introuvable sur le marché, et n'est de toutes manières pas ancré dans les mœurs des Tunisiens.

La méconnaissance de la prévention du VIH

Notre expérience pédagogique auprès des étudiants nous a permis de faire le constat suivant : les jeunes tunisiens sont largement sous informés en matière de SSR (Santé Sexuelle et Reproductive), et notamment en ce qui concerne le VIH et ses modes de transmission.

---

[193] Groupe Tawhida Ben Cheikh, *Etude sur les connaissances, les attitudes et la pratique des jeunes en matière de sexualité et de santé sexuelle et reproductive*, Groupe Tawhida Ben Cheikh,Tunis, 2019

Du point de vue des lycéens, l'apprentissage de quelques notions d'éducation sexuelle durant le cycle secondaire, sous forme de cours, est davantage considéré comme un passage obligé vers l'obtention du baccalauréat que comme une préparation sérieuse à la vie adulte.

Or, en matière d'éducation sexuelle, tout comme en matière d'éducation civique ou sportive, il ne s'agit pas d'apprendre pour apprendre, mais d'acquérir des réflexes et des connaissances qui seront exploités une fois l'âge adulte atteint. Cette hypothèse que rien n'a été gravé dans la mémoire est renforcée par le constat que parmi les jeunes connaissant la contraception, bien peu sont aujourd'hui capables de citer le préservatif.

De ce point de vue, la stratégie éducative doit absolument être repensée, peut-être en s'inspirant du modèle finlandais, dans lequel la sexualité est intégrée naturellement dans les contenus pédagogiques. En matière de SSR, les besoins des adolescents et des jeunes sont énormes.

Une communication timide

Malgré les besoins plus qu'urgents, les stratégies de communication en matière de safe sex peinent en Tunisie. En passant en revue ce qui a été fait depuis le début des années 2000, nous avons trouvé bien peu d'actions concrètes qui auraient pu accompagner la prévention du VIH. Quelques-unes méritent toutefois d'être mentionnées : en 2008, l'ATLMST Sida avait produit un slogan basé sur l'aspect économique : « Votre vie n'a pas de prix …un préservatif = 1 dinar tunisien[194] », appuyé par

[194] 0.3€, au taux de change de juillet 2023

un visuel montrant une main tenant un préservatif, avec en filigrane le logo de l'association[195].

L'Office National de la Famille et de la Population (ONFP), acteur incontournable de la lutte contre le VIH, a également réalisé quelques spots publicitaires, axés sur de vieux slogans peu attrayants, dans lesquels le public cible – si seulement il avait été identifié au préalable – a du mal à se projeter, tels que « Sida, la protection est la meilleure prévention » ou « Protège celui que tu aimes ».

Ce sont d'ailleurs les mêmes thématiques qui reviennent systématiquement dans les publicités : la prévention du sida, la santé, la personnification du virus… Certaines thématiques essentielles, telles que la stigmatisation, la discrimination, l'exclusion sont quant à elles absentes des stratégies de communication.

D'ailleurs, un rapport de Onusida sur la communication du VIH avait souligné que « Les messages sont destinés à donner aux gens une compréhension claire des origines et des symptômes de l'infection. Malheureusement, même si ces messages peuvent être appris et « mémorisés » d'un point de vue intellectuel, cela n'est ni adapté au groupe cible donné, ni assimilé par lui, au niveau de ses habitudes et de son comportement de tous les jours, la compréhension du message n'entraîne pas la conviction intime, qui pousserait les gens à modifier leurs pratiques sexuelles et non sexuelles à l'égard du sida…

Les références et les ressources culturelles jouent un rôle plus important dans le développement des perceptions et des attitudes pour les communautés, les groupes et les

---

[195] Ben Hassine Lamia et Dridi Salaheddine, *Structuration et analyse du discours sur le sida en Tunisie (1987-2010)*, in *Recherches* volume 33/2, Tunis, 2015

individus que l'approche médicale, éducationnelle et institutionnelle[196]».

La DMSU (Direction de la Médecine Scolaire et Universitaire) propose également de temps à autre des actions de communication, mais elles restent assez peu suivies par les étudiants. Des actions directes, telles que la distribution de préservatifs gratuits, semblent retenir davantage l'attention de la population estudiantine.

On note également que la fréquence de la production des messages publicitaires sur le sida n'est pas constante. Si elle était élevée entre 1993 et 1998, en revanche elle diminue entre 2001 et 2010, probablement du fait d'un effet de saturation[197].

Un cas particulier : la prévention des UDI

La prévention du VIH au sein de la communauté des UDI est plus spécifique, et passe par un ensemble d'actions qui visent à casser la chaîne de transmission.

Il faut d'abord distribuer des seringues stériles, ce qui pose tout de même un problème éthique : n'est-on pas de ce fait en train d'encourager la consommation de drogues ? Certes, offrir du matériel d'injection s'accompagne d'activités de counseling, mais quel résultat au final ?

Par ailleurs, les thérapies de substitution aux opioïdes favorisent l'abandon de l'utilisation de drogues injectables. Les quelques centres d'injection supervisées

---

[196]UNESCO/Onusida, *Manuel pour une information/éducation/communication culturellement appropriée. Elaboration et diffusion, Manuels méthodologiques. Série spéciale, n°1*, Division des politiques culturelles et du dialogue interculturel, Genève, 2002, p. 25

[197] Ben Hassine Lamia et Dridi Salaheddine, *Structuration et analyse du discours sur le sida en Tunisie (1987-2010)*, in *Recherches*, volume 33/2, Tunis, 2015

existant aujourd'hui sont nettement insuffisants. Enfin, la promotion des actions éducatives, dans lesquelles les éducateurs pairs apparaissent comme des acteurs incontournables, semble avoir donné des résultats satisfaisants.

Chapitre XII
LE DEPISTAGE

En Tunisie comme ailleurs, le dépistage représente une composante essentielle de la riposte nationale au VIH. Le résultat obtenu sera à l'origine du déclenchement d'un plan d'action pour traiter le patient, si besoin.

Le dépistage représente également une action clé de la stratégie mondiale d'accélération de la riposte au VIH mise en place par Onusida. C'est ainsi que la stratégie « Fast Track », consistant en une accélération rapide des programmes de prévention et de traitement du VIH, et visant la fin de l'épidémie dans le monde d'ici 2030, considère la connaissance du statut – séropositif ou séronégatif – comme la première priorité des ripostes dans le monde. Depuis 2018, le PNLS a d'ailleurs revu sa stratégie nationale de dépistage, jugée alors insuffisante.

Jusqu'en 2009, le dépistage se limitait aux transfusions sanguines et greffes d'organes, à travers le dépistage du VIH et les autres maladies transmissibles (Syphilis, VHB et VHC). Le dépistage se faisait systématiquement chez tous les donneurs de sang et d'organes, et accessoirement à l'initiative du soignant en présence de symptômes suspects[198]. Aujourd'hui, le dispositif national de dépistage repose essentiellement sur les Centres de Conseil et de Dépistage Anonymes et Gratuits (CCDAG).

---

[198] République tunisienne, Ministère de la Santé Publique, Direction des Soins de Santé de Base, *Stratégie de dépistage de l'infection à VIH. Plan Opérationnel 2022-2023*, DSSB, Tunis, Novembre 2021, p. 8

Le dispositif de CCDAG

En Tunisie, les CCDAG revêtent une importance capitale, d'autant plus qu'ils avaient directement contribué à l'axe stratégique n°1 du Plan Stratégique National 2012-2016, qui consistait en la réduction des nouvelles infections à VIH par l'amélioration de l'accès universel à la prévention chez les populations vulnérables, et en particulier celles ayant des comportements à risque.

Le dispositif de CCDAG avait également joué un rôle clé dans la réalisation des axes n°2 (accès universel au traitement des PVVIH) et n°4 (mise en place de mécanismes efficients et durables pour la riposte à l'infection par le VIH/sida)[199].

Actuellement, le dispositif de CCDAG comprend 25 centres répartis sur l'ensemble du territoire tunisien. Le choix de leur implantation est lié à la localisation des cas déclarés de VIH, qui se répartissent à peu près de la manière suivante : 56.7% dans le Grand Tunis, 17% dans le Centre Est et 26.3% dans les autres régions[200].

Le choix de l'implantation géographique des centres répond également à des critères pratiques, comme l'existence d'une institution sanitaire publique de référence, qui soit capable d'héberger le centre dans de bonnes conditions. Il s'agit, dans la majorité des cas, d'un Centre de Santé de Base (CSB) ou d'un centre de l'Office National de la Famille et de la Population (ONFP).

---

[199] République tunisienne, Ministère de la Santé Publique, Direction des Soins de Santé de Base, Programme National de Lutte contre le sida et les IST, *Plan Stratégique National de la riposte au VIH/SIDA et aux IST 2015-2018 en Tunisie*, Tunis, 2015, p. 41

[200] Bortoletti Véronique et Ghorbel Chafik, *Revue du dispositif national de Conseil et Dépistage Anonyme et Gratuit du VIH (CDAG), Tunisie Décembre 2011-Janvier 2013*, Direction des Soins de Santé de Base, Programme National de Lutte contre le sida et les IST janvier 2013, p. 31

Le dispositif mis en place se doit de respecter la règle des « 5C » de l'OMS : Consentement, Confidentialité, Conseil, résultats Corrects du test et Connexion[201]. Par ailleurs, les CCDAG doivent respecter le principe général d'accessibilité, énoncé clairement dans leur cahier des charges, en ces termes : « L'emplacement du CCDAG doit être accessible, notamment par les transports en commun[202] ».

Toutefois, dans la pratique, certains centres restent excentrés et difficiles d'accès, étant donnée la faiblesse des infrastructures de transport public. C'est le cas par exemple du CCDAG de Douar Hicher, celui d'Ezzahra ou encore celui de Médenine.

Dans de telles conditions, pour effectuer un dépistage, le patient qui ne dispose pas d'une voiture personnelle doit parfois se résigner à prendre un taxi, ce qui va à l'encontre du principe de la démocratisation (tout citoyen devrait pouvoir accéder au dispositif de dépistage) et de la gratuité du test (l'accès au centre de dépistage ne doit pas être coûteux). Par ailleurs, nous avons noté que bien souvent les clients s'adressent à un centre éloigné de leur domicile, afin d'éviter d'être reconnus et stigmatisés par des voisins. Cela complique davantage le déplacement et accroît d'autant les coûts de transport.

La majorité des centres sont logés dans des structures publiques, c'est-à-dire un Centre de Santé de Base (CSB), un centre de l'Office National de la Famille et de la Population ou une structure hospitalière. Quelques centres sont gérés par une ONG. C'est ainsi que l'ATIOST gère le

---

[201] Au sens de maintien d'une liaison interactive avec les services existants de prévention, de traitement et de soins

[202] République tunisienne, Ministère de la Santé Publique, Direction des Soins de Santé de Base, *Cahier des charges concernant la mise en place, l'organisation et la gestion des Centres de Conseil et de Dépistage Anonyme et Gratuit (CCDAG)*, p. 5

centre de dépistage de Bab Saadoun à Tunis, tandis que l'ATLMST/sida gère « l'Espace Jeunes et Vie » de Sfax.

Outre ce dispositif officiel, certaines associations proposent temporairement des dépistages, en attendant de recevoir une autorisation officielle de la part du ministère de la Santé publique. Si les structures publiques bénéficient de l'appui de l'Etat, ce qui assure leur pérennité, en revanche elles semblent avoir plus de mal à établir des liens de proximité avec les usagers. De nombreuses PVVIH se sont ainsi plaint que les centres publics ne soient accessibles qu'au horaires administratifs, tandis que les associations peuvent être contactées à tout moment sur Messenger ou sur une ligne téléphonique.

Dépistage et Genre

En réalité, le dépistage semble se heurter régulièrement à des barrières de genre. Ainsi, le ratio de masculinité des tests[203] a nettement évolué en faveur des hommes, passant de 1.2 en 2012 à 1.44 en 2013 et en 2014.

Si on observe plus en détail le ratio de masculinité des usagers des CCDAG en Tunisie pour l'année 2014[204], on constate qu'aucun centre ne présente véritablement un équilibre entre hommes et femmes. En effet, le ratio n'est jamais égal, ni même proche de l'unité. Dans 62% des 21 centres fonctionnels, il existe une surmasculinité de la clientèle.

---

[203] Nombre de tests effectués par des hommes rapporté à celui réalisé par des femmes. Supérieur à l'unité, le ratio indique une surmasculinité du phénomène. Le ratio de masculinité (R) consiste à rapporter la population masculine à celle féminine. De ce fait, 3 cas se présentent : R=1 signifie un équilibre de genre, R>1 signifie une fréquentation plus grande chez les hommes tandis que R<1 dénote que les femmes effectuent des dépistages plus souvent que les hommes

[204] Nombre de clients hommes ayant effectué un dépistage dans un CCDAG rapporté au nombre de clientes femmes

Les maxima sont atteints par les CCDAG de l'ATIOST à Tunis (R=8.7) et de Bizerte (R=7.8). Dans ces deux centres, le nombre de clients hommes est égal à 8 fois celui des clientes femmes. Cela est probablement lié à la forte présence d'une clientèle UDI, qui a la caractéristique d'être plutôt masculine. Au contraire, les minima sont observés dans les CCDAG du Sud, et notamment à Gabès, Kébili et Médenine (R=0.2), dans lesquels il y a cinq fois plus d'usagers femmes[205].

On constate par ailleurs que les CCDAG du sud du pays sont majoritairement fréquentés par des femmes. Cela pourrait s'expliquer par le fait que les centres de dépistage y sont logés dans des structures de l'ONFP, qui fournissent essentiellement des prestations médicales et paramédicales et des prestations en matière de santé sexuelle et reproductive aux femmes[206]. Au contraire, les centres de dépistage implantés sur la façade Est du pays sont davantage fréquentés par les hommes.

Les barrières de genre à l'accès au dispositif de dépistage gratuit

Il semblerait que les Tunisiennes régulièrement se heurtent à des barrières limitant leur accès aux centres de dépistage. La nature de ces freins varie : si certains sont liés à l'environnement, d'autres sont de nature administratives, d'autres sont liés aux ressources humaines affectées aux services, d'autres encore relèvent de la stratégie de communication, tandis que certaines sont plutôt liées aux rapports sociaux liés au genre dans la société tunisienne moderne. Il existe enfin quelques freins liés à la législation en vigueur en Tunisie.

---

205 Chiffres fournis par le PNLS pour l'année 2014

206 Dans certains milieux ruraux, l'ONFP est désigné sous l'expression de « *Dar ensa* », la maison des femmes

Dans les gouvernorats du sud du pays, les citoyennes désireuses de faire un dépistage doivent parcourir de longues distances. L'infrastructure de transport étant peu développée dans ces régions, le meilleur moyen de se déplacer reste d'avoir recours aux « louages », sortes de taxis collectifs habilités à transporter les passagers d'un gouvernorat à l'autre. Or, en Tunisie ce type de transport est davantage réservé aux hommes qu'aux femmes.

Par ailleurs, les femmes mariées reconnaissent avoir plus de difficultés que les hommes à justifier une sortie du domicile pour effectuer discrètement un test, surtout si ce sont des femmes au foyer, et qu'elles n'ont pas l'occasion de se rendre dans un centre de dépistage à partir de leur lieu de travail.

Leurs époux – ou leurs parents pour les femmes célibataires – les pressent de questions, et peuvent même dans certains cas leur interdire de sortir. On peut supposer que la justification de la sortie auprès du mari ou des parents doit se poser en des termes encore plus problématiques en milieu rural.

Enfin, les femmes inactives dans les ménages à faibles revenus ont un accès plus difficile aux moyens financiers pour payer leur déplacement si ce dernier est conséquent. Finalement, malgré la gratuité du dépistage, les femmes restent économiquement dépendantes de leurs époux et ne peuvent pas effectuer un test en cas de doute, par exemple en cas de suspicion d'une activité extraconjugale de l'époux.

Cette situation de dépendance économique des femmes, aggravée par les « coûts indirects » du dépistage, accroit les inégalités de genre face au dépistage du VIH, et alimente l'aspect caché de l'épidémie chez les femmes les plus vulnérables.

Au-delà de ces aspects purement pratiques, il semblerait que les femmes soient bien plus souvent exposées à la discrimination que les hommes. Ainsi, alors que la société est prête à pardonner à un homme une addiction à la drogue ou à une sexualité atypique, en revanche une femme UDI (Usager de Drogue Intraveineuse) est doublement discriminée : d'abord, du fait de sa consommation de produits injectable nocifs, ensuite du fait même qu'elle soit une femme.

Les quelques femmes UDI que nous avons eu l'occasion d'interroger au cours de nos missions de terrain[207] nous ont ainsi avoué que le personnel des centres de dépistage leur reprochait, non seulement de s'adonner à la drogue, mais également de ne pas remplir leur mission de femme et de mère : « Tu n'as pas honte, que va dire ton mari ? », « Si tu te drogues, qui va s'occuper de tes enfants ? »….

Si les conseils sont favorablement acceptés par les clientes, en revanche il arrive parfois que la discussion prenne une tournure de moralisation, sortant largement du cadre du counseling professionnel. A terme, cela risque de décourager les usagères à fréquenter les centres qui leur sont pourtant dédiés. De ce point de vue, les Travailleuses du Sexe (TS) sont particulièrement méprisées.

Il faut souligner ici que ces discriminations de genre sont universelles, et ne sont guère spécifiques au cas tunisien. La société tunisienne, bien que moderne, n'échappe guère à la règle. Quel que soit leur statut (femme au foyer ou femme active), la société attribue aux femmes un rôle à jouer : assurer la reproduction de la société, éduquer les enfants, servir d'exemple au sein de la famille…

---

[207] La communauté des UDI est plutôt masculine. Toutefois, les UDI femmes existent, et fréquentent les centres à bas seuil. Nous en avons rencontré quelques-unes

La législation

En Tunisie, la nouvelle Constitution protège théoriquement le citoyen contre toute forme de discrimination[208]. Cependant, ce principe démocratique reste trop général et ne fait pas spécifiquement référence aux trois populations clés que sont les HSH, les TS et les UDI[209].

Par ailleurs, le Code Pénal Tunisien criminalise la consommation de drogue[210], le travail du sexe clandestin[211] ainsi que la sodomie[212] et par extension les rapports sexuels entre les hommes. Bien que la *Charia*[213] ne soit pas appliquée en Tunisie, la tradition musulmane sert de toile de fond à la législation et surtout à la représentation sociale de ce qui est bien, et de ce qui est *haram* (pêché). La fréquentation d'un lieu public tel que les CCDAG peut donc être découragée par une législation pénalisant le statut de HSH, TS clandestine et UDI.

L'efficacité des centres de dépistage

La part des dépistages positifs dans les CCDAG est stabilisée autour d'une moyenne de 0.34%, faisant d'un

---

[208] L'article 21 de la nouvelle Constitution tunisienne de 2014 énonce ce qui suit : « Les citoyens et les citoyennes sont égaux en droits et devoirs. Ils sont égaux devant la loi sans discrimination aucune. L'État garantit aux citoyens et aux citoyennes les droits et les libertés individuels et collectifs. Il leur assure les conditions d'une vie décente »

[209] Maamouri Ahmed, Hili Kamel, *Tunisia Report NCPI*, Direction des Soins de Santé de Base, Ministère de la Santé publique, Tunis, 2012

[210] Loi n° 92-52 du 18 mai 1992 relative aux stupéfiants

[211] Article 231 du Code Pénal Tunisien

[212] L'article 230 du Code Pénal Tunisien sanctionne la sodomie d'une peine de trois ans de prison

[213] Loi islamique

test positif un évènement plutôt exceptionnel dans un centre de dépistage[214].

A priori, un tel résultat serait rassurant. Toutefois, on pourrait se demander si cela ne signifie pas que le dispositif de CCDAG n'est finalement fréquenté que par la population la moins exposée au risque, caractérisée par une faible prévalence et donc peu génératrice de tests positifs.

Autrement dit, si les tests positifs sont rares, cela pourrait être lié au fait que les personnes les plus exposées au VIH ne se présentent pas aux CCDAG pour effectuer un dépistage. Les populations clés représentent ainsi une faible part des dépistages effectués dans les CCDAG : les UDI représentent seulement 17.8% des dépistages effectués, les TS 6.7%, et les HSH seulement 6%[215]. Cela confirmerait l'hypothèse que le VIH est une épidémie cachée en Tunisie.

---

[214] Ministère de la Santé Publique, Direction des Soins de Santé de Base, Programme National de Lutte contre le sida et les IST, *Rapport d'activité sur la riposte au SIDA-Tunisie*, Tunis, avril 2014, p. 48. Les chiffres de 2014 ont été fournis par la DSSB/PNLS

[215] Ministère de la Santé Publique, Direction des Soins de Santé de Base, Programme National de Lutte contre le sida et les IST, *Rapport d'activité sur la riposte au SIDA-Tunisie*, Tunis, avril 2014, p. 43

Chapitre XIII
LA PRISE EN CHARGE

Le traitement des PVVIH absorbe à lui seul deux tiers environ de l'ensemble du budget alloué par le ministère de la Santé publique à la riposte nationale au VIH.

La prise en charge des patients, c'est-à-dire le traitement et le suivi biologique, sont aujourd'hui assurés par quatre Centres Hospitalo-Universitaires de référence, situés dans les principaux pôles médicaux du pays, installés le long du littoral : Tunis, Monastir, Sousse et Sfax. Environ 2400 PVVIH y sont régulièrement suivis, dont 1472 dans le seul hôpital de la capitale.

La plupart des patients sont médicalement suivis depuis plusieurs années d'une manière régulière, mais la présence de « perdus de vue », qui sont le plus souvent des cas sociaux ou des migrants en situation irrégulière, inquiète le personnel hospitalier. Il peut également s'agir de décès, de déménagement à l'étranger, de problème financier, ou simplement de transfert dans un autre centre.

En 2020, le nombre estimé de PVVIH est de 4500, et parmi eux seulement 2300 (51%) connaissent leurs statuts sérologiques. 1401 patients reçoivent un traitement antirétroviral (32%) et 1015 (22%) seraient en suppression virale[216]. Outre le fait que seul un tiers environ des patients suivent un traitement régulier, se pose le problème de la prise en charge tardive : trop de personnes ne se présentent spontanément à l'un des quatre services de

---

[216] République tunisienne, Ministère de la Santé Publique, Direction des Soins de Santé de Base, *Stratégie de dépistage de l'infection à VIH. Plan Opérationnel 2022-2023*, DSSB, Tunis, Novembre 2021, p. 7

prise en charge qu'à un moment où l'infection au VIH est déjà à un stade avancé.

Le médecin tunisien Noureddine Bouzouaya s'inquiète ainsi : « A Sousse, 40% de nouveaux cas commencent le TARV quand le niveau de CD4 est inférieur à 200[217]. Un dépistage précoce avec un lien direct et un accueil facilité dans les centres de PEC afin de réduire le temps d'attente pourrait améliorer la situation[218] ».

Si la prise en charge est encore loin d'être universelle en Tunisie, en revanche la qualité des soins prodigués dans les quatre centres de prise en charge que compte le pays semble bonne. C'est ce que nous confirme le docteur Noureddine Bouzouaya : « Les centres référents, en particulier ceux qui ont pu fournir leurs données nous permettant de faire cette analyse, montrent de bonnes performances dans la prise en charge et traitement des PVVIH.

En effet, les centres de Sousse et Monastir, qui avaient des données complètes, montrent que sur les PVVIH prises en charge, plus de 95% sont sous TARV et que près de 90% des PVVIH sous TARV ont une charge virale indétectable, signe d'une bonne qualité des soins en termes de suivi, d'observance et d'efficacité du régime thérapeutique.

Ceci laisse croire que si on parvenait à mettre toutes les PVVIH dans les centres de PEC médicale et psychosociale, les indicateurs globaux des deuxième et troisième 90[219] seraient atteints[220] ». Autrement dit, peu de

---

[217] Le nombre de cellules CD4 par millimètre cube de devrait se situer entre 500 et 1500. Un taux plus faible signifie qu'il y a un risque élevé de tomber malade

[218] Bouzouaya Noureddine, *Evaluation de la prise en charge médicale, psychologique et sociale des PVVIH en Tunisie*, DSSB, Tunis, décembre 2018, p. 5

[219] Les objectifs 90-90-90 d'Onusida, que l'on désigne sous le mot « cascade » étaient que, à l'horizon 2020, 90% de toutes les personnes

personnes se soignent, mais celles qui sont prises en charge survivent, à défaut de guérir.

La cascade « tester, traiter, retenir » du centre de Monastir montre que, effectivement, les objectifs semblent atteints :

---

vivant avec le VIH connaissent leur état sérologique vis-à-vis du VIH, 90% des personnes dépistées aient accès à un traitement antirétroviral, et 90% des personnes sous traitement antirétroviral voient leur charge virale durablement supprimée. Pour plus de détails, voir Programme Commun des Nations Unies sur le VIH/sida, *90-90-90. Une cible ambitieuse de traitement pour aider à mettre fin à l'épidémie du sida*, Onusida, Genève, 2014

[220] Bouzouaya Noureddine, *Evaluation de la prise en charge médicale, psychologique et sociale des PVVIH en Tunisie*, DSSB, Tunis, décembre 2018, pp. 5-6

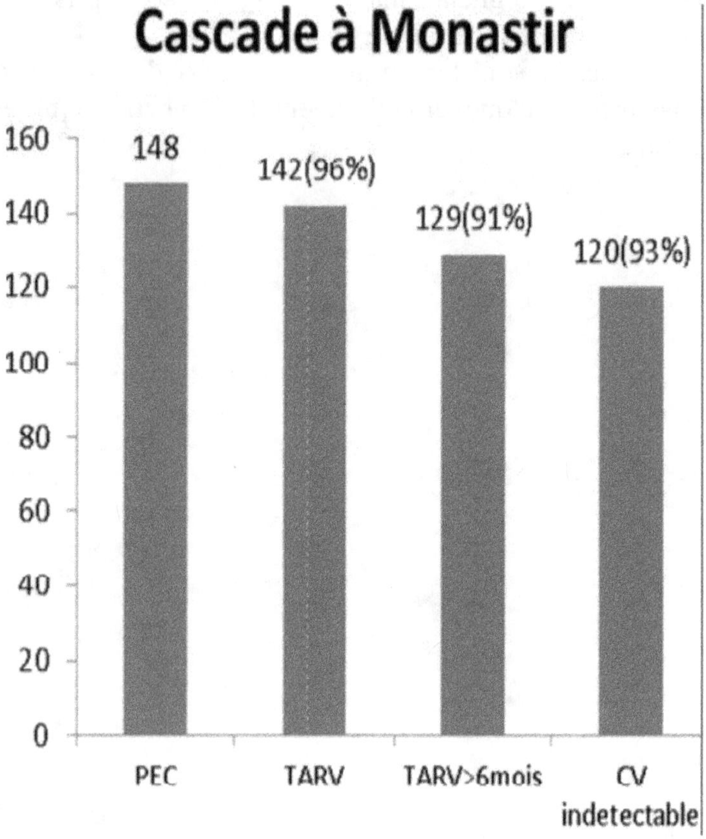

(Source : Bouzouaya Noureddine, *Evaluation de la prise en charge médicale, psychologique et sociale des PVVIH en Tunisie*, DSSB, Tunis, décembre 2018, p. 17)

On voit bien ici que 96% des PVVIH connaissent leur statut sérologique, puis que 91% d'entre eux sont sous traitement, et enfin que 93% des PVVIH soignés ont un niveau indétectable de charge virale, signe de stabilisation.

Le centre de Monastir semble toutefois exceptionnel. En effet, au niveau national les résultats sont bien moins satisfaisants. En 2020, la cascade pour l'ensemble du pays se présente comme suit : sur 4500 PVVIH estimés, 2300 connaissent leur statut (51%), 1400 sont sous ARV (32%), et finalement seulement 1000 (15%) connaissent une charge virale négative[221].

La crise sanitaire a probablement contribué à ralentir la cascade, du fait notamment des confinements successifs, ainsi que des restrictions des déplacements des patients.

Le quotidien d'une PVVIH

Le quotidien d'une personne vivant avec le VIH sous traitement est loin d'être une sinécure en Tunisie. Pour limiter la propagation du virus dans l'organisme du patient, et donc éviter d'atteindre le stade ultime du sida, il faut prendre des médicaments tous les jours, parfois jusqu'à quatre comprimés différents. En cas de résistance, un premier médicament ne donne plus l'effet attendu, et dans ce cas on prescrit un traitement dit de « deuxième ligne », plus puissant. Si le traitement ne permet pas de stabiliser le patient, il faut alors passer à un traitement de « troisième ligne », bien plus contraignant encore.

La prise en charge devient alors très coûteuse. Un mois de traitement dépasse largement 900 dinars[222], soit l'équivalent de deux salaires minimum[223], et les médicaments sont délivrés en stocks de trois mois. Fort heureusement, depuis l'installation du Fond mondial à Tunis en 2002, le traitement est gratuit, de même que les analyses et les médicaments. Autrefois, on s'approvisionnait au petit bonheur la chance, les plus fortunés se faisant ramener leurs médicaments de France ou d'Allemagne.

---

[221] Onusida, *Country fact sheets*, Tunisia, 2020

[222] 270€, au taux de change d'avril 2023

[223] Le SMIG est de 140€ environ, à la même date

Le problème qui se pose, assez régulièrement d'ailleurs, est celui des ruptures de stocks, qui peuvent se produire au niveau de la pharmacie de l'établissement fréquenté, ou même au niveau national, c'est-à-dire à la Pharmacie centrale. Un accord-cadre qui devait être ratifié en 2015 entre le ministère de la Santé publique et le Fonds mondial, n'avait finalement été signé que deux années plus tard, ce qui a ralenti l'approvisionnement en médicaments.

Par ailleurs, la Pharmacie centrale n'arrive pas à réaliser des économies d'échelle lors de l'acquisition des médicaments. La chimiste italienne Barbara Milani nous en donne les principales causes : « L'inefficience de la gestion de la sélection, de la quantification, des stocks et de la distribution couplée à la rigidité de la règlementation et des procédures d'achat des médicaments et produits de santé dans un contexte d'un marché tunisien modeste et peu attractif, aboutit à l'acquisition de médicaments à des prix relativement élevés par rapport à ceux obtenus par d'autres pays et par les mécanismes internationaux d'achats[224] ».

Pendant la pandémie de Covid-19, l'explosion de la demande mondiale en réactifs avait de surcroit entraîné leur disparition des pharmacies tunisiennes, et l'utilisation de stocks périmés, quoiqu'encore actifs. Les récents troubles politiques, avec notamment le turn-over des hauts cadres de la santé publique[225], ont renforcé les barrières administratives à l'approvisionnement en traitements contre le VIH. Enfin, la crise économique qui perdure

---

[224] Milani Barbara, *Etat de lieux sur la gestion des stocks et des achats (GAS), les politiques et la règlementation pharmaceutique en Tunisie pour la proposition VIH au Fonds mondial*, Expertise France, Tunis, Décembre 2020, p. 37

[225] Une douzaine de ministres de la Santé publique se sont succédés depuis l'avènement du Printemps arabe, rendant difficile la mise en place d'une stratégie sanitaire pérenne

depuis 2020 a asséché les finances publiques et réorienté les budgets vers d'autres pathologies prioritaires.

Une situation d'autant plus problématique que l'affaiblissement de l'immunité expose les PVVIH à de plus grands risques de décès en cas d'infection au Coronavirus. Il faut également faire des prises de sang chaque trimestre, vérifier la sérologie, établir une ordonnance et récupérer son traitement.

L'autre problème majeur qui se pose, avec non moins d'acuité, est celui du regard des autres. Car c'est d'un véritable chemin de croix dont il est question ici : lorsqu'un jeune homme passe la porte du service infectieux de la Rabta, tout le monde sait que ce n'est pas pour traiter un cancer ou une cardiopathie. Le malaise est encore plus grand lorsque la patiente est une femme. L'arrivée d'une femme subsaharienne peut même déclencher des remarques désobligeantes, pas toujours murmurées à voix basse.

Une étude récente a révélé que, avec 64% des répondants, la rupture des médicaments peut être considérée comme le frein majeur à l'observance thérapeutique d'un individu séronégatif. Les effets secondaires des médicaments (39%) et les moyens financiers limités (36%) arrivent en second lieu pour expliquer l'abandon du traitement par les PVVIH.

Les relations tendues avec le milieu hospitalier (26%), la perte d'espoir (21%), la colère de vivre avec la maladie (20%) sont également des déterminants d'abandon des thérapies. Une part moins important des personnes interrogées a présenté le rythme du travail (15%), l'entourage (6%), la discrimination 4.5%), la honte

(4.5%)… comme des éléments susceptibles d'interrompre une trithérapie[226].

Les protocoles de soins

Deux faits majeurs peuvent déclencher la prise en charge. Le premier, dramatique, est la connaissance du statut sérologique positif. Mais en réalité tout commence lorsque le patient admet sa situation et comprend que finalement la meilleure décision est d'engager une thérapie.

Et c'est là qu'interviennent les proches, les amis, les associations. Car accepter de se rendre au service de prise en charge du VIH est une décision difficile à prendre, la plupart des individus le font d'ailleurs accompagnés, du moins les premières fois.

Lors de la première visite, un bilan initial est réalisé, c'est à dire que le personnel soignant effectue un examen physique complet, l'objectif étant d'identifier les éventuelles infections opportunistes. Il s'agit de détecter les germes habituellement peu agressifs, mais dont la pathogénicité peut être amplifiée par le terrain immunitaire déficient, voire absent du malade. Les principales infections possibles à ce stade sont le sarcome de Kaposi, la toxoplasmose, la pneumocystose, la cryptococcose, ainsi que certaines infections à mycobactéries.

Le patient entame alors une difficile période d'éducation thérapeutique, qui précède l'initiation du traitement. Tout doit se faire très vite, car il faut prendre ses médicaments dans les 15 jours, surtout si le patient se

---

226 Ghrissi Atef, *Etude sur l'observance aux ARV en Tunisie*, Association Tunisienne de Lutte contre les MST et le Sida, Tunis, 2014

présente au service alors qu'il est déjà à un stade avancé de la maladie.

Trois mois plus tard, on comprend mieux la situation thérapeutique du patient, avec notamment une meilleure connaissance de la tolérance au traitement. Un bilan biochimique permet alors au médecin d'évaluer la thérapie et de renforcer l'adhérence. Le patient revient ensuite tous les trois mois pour un suivi, pendant deux ans.

Les centres à bas seuil

Les Centres d'Injection Supervisée (CIS) existent en Tunisie, mais plutôt sous la forme de ce qu'on appelle communément des « centres à bas seuils ». Il s'agit d'espaces contrôlés, au sein desquels les personnes qui consomment des drogues peuvent s'injecter des drogues légales, c'est-à-dire des médicaments de substitution provenant d'un environnement hygiénique et sûr.

L'absence de stress dans ces espaces permet aux UDI d'être plus réceptifs aux conseils prodigués par les professionnels de la santé publique, et surtout les bénévoles des associations. Nous avons pu avoir quelques entretiens avec des UDI dans ces structures, mais elles souffrent de problèmes d'ordre budgétaire, et leur bon fonctionnement repose essentiellement sur l'engagement de quelques citoyens.

Chapitre XIV
LA LUTTE CONTRE LA DISCRIMINATION

Nous avons largement eu l'occasion de le souligner tout au long de cet ouvrage, beaucoup a été fait par le gouvernement tunisien pour enrayer l'épidémie de VIH. Toutefois, il reste des aspects sur lesquels beaucoup reste encore à faire : l'éducation, la sensibilisation, l'implication de la société civile, le partenariat et la participation des personnes vivant avec le sida.

Il est en effet essentiel de « déconstruire » l'image dévalorisante et menaçante des personnes séropositives. Plus qu'ailleurs, la stigmatisation et la discrimination liées au VIH sont aujourd'hui un défi majeur pour la riposte au sida en Tunisie.

La discrimination des victimes

La plupart des enquêtes conduites (MICS UNICEF, Cartographie 2021, Stigma Index..) ont révélé et confirmé un niveau très élevé de stigmatisation et de discrimination vis-à-vis des PVVIH : « 60.5 % des hommes et 66.4 % des femmes rapportaient des attitudes discriminatoires à l'égard des PVVIH ; tandis que 71.2 % des hommes et 71.9 % des femmes déclaraient hésiter à passer un test de dépistage du VIH parce qu'ils ont peur de la réaction des autres si le résultat du test est positif pour le VIH, ce dernier chiffre indique que l'auto-stigmatisation est un obstacle à l'accès aux services VIH.

Elles montrent aussi un niveau encore élevé de stigmatisation des PVVIH dans les centres de santé (19.6%), les communautés (30%) et au niveau des institutions (13%) ainsi que des violences et autres formes de stigmatisation physique (20.6%)[227] ».

L'homosexualité, la prostitution, l'usage des drogues, voire même les rapports sexuels extra-conjugaux étant criminalisés et condamnés par la société, de nombreuses personnes vivent leur sexualité d'une manière clandestine en Tunisie. Au-delà de la restriction des libertés individuelles, qui est déjà en soi une situation inacceptable, cela aggrave les risques liés à des comportements déjà à haut risque d'infection ou de transmission du virus.

Les comportements discriminatoires sont observables à divers niveaux, parfois au sein même des structures de prévention et de santé : chez les fonctionnaires, les forces de l'ordre, les professionnels de la santé publique, dans les universités…

L'expert tunisien Mohamed Bilel Mahjoubi dénonce ainsi : « Dans le service de maternité, personne ne veut s'occuper des femmes séropositives enceintes. Après l'accouchement commence le cauchemar : les infirmières demandent aux autres patientes de ne pas s'approcher de nous, et collent une feuille « HIV+ » sur le berceau des bébés…[228] ».

Il faut reconnaitre que l'environnement légal tunisien est encore peu favorable à la mise en place de stratégies de sensibilisation efficaces. Mohamed Bilel Mahjoubi déplore ainsi que « L'article 230 du Code Pénal tunisien est interprété par la police et les tribunaux comme s'appliquant non seulement au comportement, mais

---

[227] Pharos global health advisor, *Plan d'action de préparation à la transition du financement de la riposte au VIH en Tunisie*, Pharos, Tunis, Octobre 2021, p. 32

[228] Mahjoubi Mohamed Bilel, *Rapport consolidé sur l'état des services disponibles en matière de lutte contre le VIH/sida Egypte, Liban, Mauritanie, Maroc, Tunisie*, Solidarité sida, Tunis, 2020, p. 15

également à l'identité de genre et à l'orientation sexuelle[229] ». Au titre de ce même article, la police peut ainsi arrêter des personnes sur simple suspicion[230].

La société civile a bien tenté de remédier à ces manquements flagrants. Des actions ponctuelles, trop rarement pérennes, sont ainsi mises en place. Citons par exemple l'Observatoire Éthique, Droits Humains et VIH, mis en place un certain temps par l'ATLMST/sida, et qui avait commencé à documenter systématiquement les violations des droits humains subis par les PVVIH en Tunisie.

Approche sanitaire, lutte communautaire ?

Un récent rapport sur le financement de la lutte contre le VIH en Tunisie a pourtant souligné le rôle clé joué par les ONG : « Les associations réalisent un travail unique et remarquable par sa valeur ajoutée. Elles sont activement impliquées dans la lutte contre le VIH notamment dans la prévention primaire, la prévention combinée auprès des populations clés (HSH, TS, UDI et des transgenres) ainsi que les populations en contexte de vulnérabilité notamment les migrants, les détenus et quelques personnes en situation de handicap accueillies.

Les associations ont développé des contacts directs avec les populations clés et dans les hots spots par le biais des pairs éducateurs pour la plupart d'entre eux issus des populations elles-mêmes. Les pairs éducateurs assurent de nombreuses prestations en direction des populations clés

---

229 Mahjoubi Mohamed Bilel, *Rapport consolidé sur l'état des services disponibles en matière de lutte contre le VIH/sida Egypte, Liban, Mauritanie, Maroc, Tunisie*, Solidarité sida, Tunis, 2020, p. 14

230 APMG Health, *Fonds mondial, Évaluation de référence-Tunisie : intensification des programmes destinés à lever les obstacles liés aux droits humains qui entravent l'accès aux services de lutte contre le VIH*, APMG Health, Tunis, Mai 2018

et vulnérables sous forme d'actions de sensibilisation, offre de dépistage notamment en stratégie mobiles dans le cadre de campagnes, soutien juridique et psychosocial en face de situations de violation de droits, de violences et de discriminations.

Les interventions concernent également l'accompagnement vers les 4 centres de prise en charge de l'infection par le VIH (Tunis, Monastir, Sousse et Sfax). Chacune des associations impliquées dans la riposte nationale contre le VIH a son historique, ses approches, ses aires géographiques et ses particularités en termes d'actions et de principales populations clés[231] ».

Nous avons souvent eu l'opportunité de le constater de visu, les associations qui accompagnent les victimes du VIH en Tunisie sont ainsi devenues le lieu d'éclosion de la défense des droits des LGBTQI+[232].

Les éducateurs pairs, sortes de « grands frères », sont particulièrement appréciés et arrivent à établir des liens de confiance avec les communautés locales, ce que les institutions ne sont jamais parvenues à réaliser, malgré les gros moyens mis en œuvre.

L'action des associations reste malgré tout dépendante des subventions de l'Etat et des bailleurs de fonds. Par ailleurs, mises à part quelques ONG à caractère international, l'action de la plupart des association se limite à des actions régionales, voire « de quartier », bénéficiant d'un ancrage local.

Comme le soulignent les anthropologues français Marien Gouyon et Sandrine Musso dans un contexte similaire, le Maroc, « Dans un contexte politique répressif,

---

[231] Pharos global health advisor, *Plan d'action de préparation à la transition du financement de la riposte au VIH en Tunisie*, Pharos, Tunis, Octobre 2021, p. 35

[232] Devenu LGBTQIA+ : Lesbienne, Gay, Bisexuel, Trans, Queer, Intersexe et Asexuel ou Aromantique

les lieux des associations de lutte contre le VIH/sida peuvent être considérés comme des lieux intérieurs, c'est-à-dire un espace dans lequel les pratiques individuelles deviennent une norme à l'intérieur d'un espace coercitif plus vaste. Ces lieux de sociabilité jouent un rôle majeur dans le développement du sentiment d'appartenance sexuelle à Tunis dans la mesure où des liens amicaux et d'identité commune s'y tissent en marge des questions de santé[233] ».

Comme le rappelle la sociologue tunisienne Abir Kréfa, « Au sein de l'Association Tunisienne de Lutte contre les MST sida comme de l'Association Tunisienne des Femmes Démocrates, les jeunes gays, les lesbiennes et les bisexuelles tentent, à partir du milieu des années 2000, de faire valoir les droits des minorités sexuelles, en s'appuyant sur les cadres cognitifs des associations, tout en les transformant[234] ».

Il est vrai que les activistes ont fini par intégrer progressivement une approche identitaire de l'homosexualité, parallèlement à l'approche par la santé qui y était initialement développée[235]. De ce point de vue, de nombreux activistes ont débordé l'étroit espace qui leur était consacré au sein des quelques associations de soutien des victimes du VIH, pour développer leur propre approche identitaire, dans d'autres espaces plus visibles et offrant plus d'opportunités d'innovation.

La « Révolution du jasmin » de 2011, avec notamment la promulgation du décret-loi n° 88 du 24 septembre 2011

---

[233] Gouyon Marien, *«Ana loubia». Ethnographies des homosexualités masculines à Casablanca*, Éditions du Croquant, Vulaines-sur-Seine, 2018, p. 144

[234] Kréfa Abir, *Le mouvement LGBT tunisien : un effet de la révolution ?*, in *Ethnologie française*, volume 174, n° 2, 2019, p. 248

[235] Fortier Edwige, *Contested politics in Tunisia: civil society in a post-authoritarian state*, Cambridge University Press, Cambridge, 2019, p. 180

garantissant la liberté d'association, a facilité cette transition, même si l'arrivée au pouvoir temporaire d'une mouvance islamiste plus ou moins modérée a ensuite nuancé la démocratisation de l'orientation sexuelle. Et déçu les espoirs de toute une génération.

Tout au long des années 2010, la lutte contre les discriminations dont étaient systématiquement victimes les PVVIH a pris une connotation plus générale de soutien de la communauté des LGBTQI+. La sociologue tunisienne Abir Kréfa nous rappelle ainsi que « L'approche identitaire – mettant en avant l'accès aux droits des personnes LGBTQI+ – et l'approche comportementale – liée à la santé des populations clés dans le milieu de la lutte contre le VIH/sida – ont donc coexisté dans des espaces de sociabilité ouverts aux personnes se reconnaissant comme appartenant à la même communauté.

L'émergence d'Internet et des luttes contre la censure ont également participé au développement de l'approche identitaire, qui a précédé l'idée même de se constituer en association[236] ».

Pour l'anthropologue français Christophe Broca, « En essayant d'intégrer l'approche sanitaire et identitaire, l'ATP+ essaie en réalité de problématiser de façon plus large les questions de santé, en tenant compte de la diversité sexuelle et identitaire. L'association tente également de pousser la communauté LGBTQI+ à s'engager dans la lutte contre le VIH. Cet esprit d'ouverture et de mobilisation commune se rapproche d'une logique de rupture avec les associations antérieures, considérées comme trop gestionnaires[237] ».

---

236 Kréfa Abir, *Le mouvement LGBT tunisien : un effet de la révolution ?*, in *Ethnologie française*, volume 174, n° 2, 2019, p. 249

237 Broqua Christophe, *Agir pour ne pas mourir ! Act Up, les homosexuels et le sida*, Presses de Sciences Po, Paris, 2005

La spécialiste espagnole du genre Marta Luceño Moreno considère, quant à elle, que « Ces échanges ont permis un partage des connaissances et participé à l'implication des uns et des autres dans le développement d'un argumentaire axé sur la défense des droits, et non pas uniquement sur l'approche sanitaire. L'inverse est également vrai[238] ».

Si cette subtile superposition des approches sanitaire et communautaire a finalement permis de renforcer la société civile et son action sur le double plan de la lutte contre la discrimination des PVVIH et des personnes ayant une sexualité atypique, en revanche nous avons été quelque peu gênés de constater qu'un amalgame avait été opéré entre deux terrains distincts. Au point que, dans le cadre de nos enquêtes qualitatives menées sur le VIH dans les années 2015-2020, lorsque nous organisions des focus groups, les panels de PVVIH étaient composés exclusivement de membres de la communauté LGBT.

C'est le même sentiment de malaise qui semble transparaitre dans le discours de la présidente de l'association ATP+, Souhaila Ben Said : « Je me suis retrouvée à faire des plaidoyers… pour dire qu'ils ne peuvent parler des droits humains sans parler du VIH, parler des droits des LGBTQI sans parler du VIH sida ou autre problème.

Il faut arrêter cette stratégie de travail ; ça ne peut pas marcher comme ça…. A l'échelle internationale, tout a commencé par le sida ; il faut que vous suiviez l'historique de ce qui s'est passé. Ce n'est que grâce à eux que la société civile communautaire des LGBTQI s'est imposée.

---

[238] Moreno Marta Luceño, *Continuation, imbrications et écarts : liens entre la défense des droits LGBTQI+ et la lutte contre le VIH/sida en Tunisie*, in *L'année du Maghreb. Face au VIH/sida*, n° 25, 2021

Ils n'ont pas compris qu'il y a tout un travail qui a été fait pour arriver là[239] ».

A ce stade de la réflexion, on peut donc retenir que le changement politique et la conquête de l'espace public par des activistes ont permis d'ouvrir une fenêtre d'opportunité pour la société civile, et notamment les quelques associations attachées à la défense des minorités sexuelles, mais également pour celles qui se consacrent à la lutte contre le VIH/sida en Tunisie[240].

---

[239] Moreno Marta Luceño, *Continuation, imbrications et écarts : liens entre la défense des droits LGBTQI+ et la lutte contre le VIH/sida en Tunisie*, in *L'année du Maghreb. Face au VIH/sida*, n° 25, 2021

[240] Moreno Marta Luceño, *Continuation, imbrications et écarts : liens entre la défense des droits LGBTQI+ et la lutte contre le VIH/sida en Tunisie*, in *L'année du Maghreb. Face au VIH/sida*, n° 25, 2021

CONCLUSION

Qualifier aujourd'hui la pandémie de sida de « crise sans précédent » serait certes exagéré, car ce serait faire fi des centaines de grandes crises de mortalité du passé, dont certaines ont d'ailleurs été brièvement évoquées supra : peste, choléra, fièvre jaune, syphilis,.... Ce serait aussi ignorer les graves crises sanitaires modernes, dues à la fièvre de Marburg ou à Ebola, ou plus récemment au Covid-19[241].

Mais alors, si on admet que finalement la pandémie de VIH/sida ne diffère pas fondamentalement des grandes épidémies de peste du Moyen âge, comment se fait-il que nous n'ayons pas retenu les leçons du passé ?

Il est vrai que plusieurs millénaires de « misère morbide » auraient dû nous rendre plus forts, plus résilients, au sens du philosophe allemand Friedrich Nietzsche. Nous nous rendons compte aujourd'hui que le savoir scientifique accumulé tout au long de plusieurs millénaires aura été inutile, puisque nous en sommes encore à voir des millions d'êtres humains dépérir, privés de leur immunité naturelle.

A ce stade de la réflexion, la question que l'on pourrait se poser est la suivante : comment tout cela va-t-il finir ? Car, à l'heure même où nous rédigeons ces lignes, la pandémie bat encore son plein, 650 000 individus ayant succombé au virus, rien que l'année dernière[242].

Si on observe de plus près les grandes épidémies du passé, on constate qu'elles finissaient toujours, soit avec une disparition spontanée et encore mal expliquée de la

---

241 Bouhdiba Sofiane, *Covid 19. Le retour de la peste*, L'Harmattan, Paris, 2020

242 Onusida, Statistiques de 2022

maladie, soit avec une brusque découverte scientifique salvatrice, telle un vaccin, ou l'identification du vecteur original de transmission : poux, puce, moustique,…

Les virus et les bactéries mutent, aussi, rendant les épidémies bénignes, ou au contraire plus virulentes. Pour finir sur une note plutôt pessimiste, rien ne présage aujourd'hui de la découverte rapide d'un vaccin stable et efficace contre le VIH, et il faudra très probablement continuer à investir massivement dans la prévention, le dépistage et surtout la prise en charge des patients. Le succès remporté sur la variole[243] ne sera probablement pas réédité.

En Tunisie comme ailleurs, l'avenir reste bien incertain, voire sombre, même si le faible nombre de cas, et l'actualité dramatique qui inonde les réseaux sociaux, nous font oublier la gravité du sida.

Les chiffres disponibles, malgré leur fiabilité relative, indiquent une épidémie du VIH stable et peu active. Les travaux de terrain de nature qualitative, sur lesquels nous nous sommes appuyés pour mener cette enquête, font toutefois craindre le scenario d'une transition vers une épidémie encore plus concentrée au sein des populations clés[244].

La situation économique, sociale et politique pour le moins difficile que traverse actuellement le pays a des répercussions sur le système de santé publique d'une manière générale, et plus spécifiquement sur les maladies

---

[243] Suite à une campagne de vaccination mondiale menée par l'OMS, la variole avait été déclarée officiellement éradiquée le 8 mai 1980, avec la résolution historique WHA33.3. Elle ne survient plus de façon naturelle, mais des stocks de virus variolique sont encore conservés dans deux laboratoires secrets aux Etats-Unis et en Russie

[244] République tunisienne, Ministère de la Santé Publique, Direction des Soins de Santé de Base, *Enquête sérocomportementale du VIH auprès des travailleuses du sexe clandestines en Tunisie*, DSSB, Tunis, 2018, p. 89

qui, justement ne touchent qu'une faible partie de la population et qui ne font guère partie des priorités.

D'autant plus que les personnes à risques – populations clés et autres – sont stigmatisées, discriminées, craintes, haïes, parfois même au-delà du post-mortem. Elles doivent de ce fait largement compter sur l'aide des associations et des programmes internationaux.

Notons enfin que la pandémie de Covid 19 semble avoir mis un coup d'arrêt – temporaire ? – à l'effort national de riposte au VIH. En effet, le Coronavirus a fragilisé davantage un système de santé publique essoufflé et vieillissant, au point que les médecins fuient le pays en masse[245].

De ce fait, les inégalités d'accès aux soins ont été exacerbées, les populations les plus vulnérables, et en particulier les migrants en situation illégale ne pouvant même plus se déplacer pendant le confinement pour suivre leurs traitements. De plus, les actions de terrain traditionnellement menées par la société civile ont été annulées du fait des restrictions de déplacement.

Une étude sur les populations clés menée en pleine crise sanitaire dans la région MENA avait ainsi abouti au résultat suivant : « 36% des personnes interrogées rapportent une perte de ressources, 38.3% craignaient de perdre leur emploi, 50% craignaient de manquer de nourriture et des biens essentiels…

38% des PVVIH craignaient l'exposition à la Covid-19, Seuls 13% des PVVIH ont pu obtenir leurs médicaments à temps, seuls 3% des PVVIH ont déclaré n'avoir eu aucune difficulté à accéder aux services relatifs au VIH, 32% ont eu des difficultés pour accéder aux services du fait des restrictions de mouvement (confinement), 26% des personnes interrogées n'ont pas pu communiquer

[245] Depuis 2017, 800 jeunes médecins tunisiens quittent le pays chaque année

régulièrement avec leur médecin, 38% ont déclaré que les services de SSR et IST étaient peu accessibles durant le confinement[246] ».

Les licenciements économiques en chaîne causés d'une manière directe ou indirecte par le Covid-19, ont privé de nombreuses PVVIH de ressources, les empêchant désormais de financer leurs soins. L'étude précitée avait même démontré que les cas de stigmatisation et la discrimination ont connu un net regain de violence : « 26% des personnes interrogées ont noté une hausse de la stigmatisation et de la discrimination durant le confinement, 44% des PVVIH vs. 22% des personnes séronégatives ont été sujettes à la stigmatisation et à la discrimination, 11% des personnes interrogées ont souffert de violence et d'abus pendant cette période, mais 37% des PVVIH ont été exposées à la violence physique contre 45% pour les personnes séronégatives[247] ».

---

[246] International AIDS Society, *Rapport d'enquête sur l'impact de la COVID 19 sur les populations clés dans la région MENA*, IAS, Décembre 2020

[247] International AIDS Society, *Rapport d'enquête sur l'impact de la COVID 19 sur les populations clés dans la région MENA*, IAS, Décembre 2020

BIBLIOGRAPHIE

La présente bibliographie ne prétend point être exhaustive.
Elle ne contient que les ouvrages, articles ou archives directement utilisés lors de la rédaction de ce volume, rangés dans l'ordre alphabétique du nom de leur auteur

- Abdelmalek R., Kacem S., Berriche A., Ammari L., Aissa S., Ghoubantini A, Kilani B., Kanoun F., Tiouiri Benaissa H., *L'infection à VIH chez l'enfant : expérience du service des maladies Infectieuses la Rabta*, Tunis, 2015 ;
- *Actes de la 19ème Conférence internationale sur le sida*, 22-27 juillet 2012, Washington ;
- AIDES, *Guide de référence. Réglementations applicables aux déplacements et aux séjours des personnes vivant avec le VIH/sida*, AIDES, Berlin, 2007 ;
- Alana Klein, 2001, *HIV/AIDS and immigration. Final report*, Montréal ;
- APMG Health, *Fonds mondial, Évaluation de référence-Tunisie : intensification des programmes destinés à lever les obstacles liés aux droits humains qui entravent l'accès aux services de lutte contre le VIH*, APMG Health, Tunis, Mai 2018 ;
- Association Tunisienne d'Information et d'Orientation sur le Sida et la Toxicomanie, *Enquête sérocomportementale du VIH/VHC auprès des usagers de drogues injectables en Tunisie*, ATIOST, Tunis, 2017 ;
- Auvert Bertrand et Legeai Camille, *La circoncision, un espoir de réduction de l'infection à VIH en Afrique australe*, in Médecine/sciences volume 4, n° 5, mai 2008, pp. 499-504 ;

- Barry Hoffmaster, Schrecker Ted, *Analyse éthique de l'exclusion automatique des immigrants trouvés séropositifs au VIH*, France, 2000 ;
- Ben Hassine Lamia et Dridi Salaheddine, *Structuration et analyse du discours sur le sida en Tunisie (1987-2010)*, in *Recherches* volume 33/2, Tunis, 2015 ;
- Ben Salem Lilia et Locoh Thérèse, *Les transformations du mariage et de la famille*, in Vallin Jacques, Locoh Thérèse, *Population et développement en Tunisie. La métamorphose*, Tunis, Cérès, 2001 ;
- Besson Rachel et Bernard Mireille, *Le diabète, une épidémie mondiale ? Construction et qualification d'un fait épidémiologique*, in Chasles Virginie, *Santé et mondialisation*, Lyon, 2010 ;
- Bongaarts John, Reining P., Way P et Conant F., *The relationship between male circumcision and HIV infection in African populations*, AID volume 3 n°6, juin 1989, pp. 373-377 ;
- Bortoletti Véronique et Ghorbel Chafik, *Revue du dispositif national de Conseil et Dépistage Anonyme et Gratuit du VIH (CDAG), Tunisie Décembre 2011-Janvier 2013*, Ministère de la Santé Publique, Direction des Soins de Santé de Base, Programme National de Lutte contre le sida et les IST janvier 2013 ;
- Bouhdiba Abdelwahab, *La sexualité en Islam*, PUF, France, septembre 1975 ;
- Bouhdiba Sofiane, *Covid 19. Le retour de la peste*, L'Harmattan, Paris, 2020 ;
- Bouhdiba Sofiane, *Demos. Manuel de démographie*, Université de Tunis, Tunis, 2020 ;
- Bouhdiba Sofiane, *Etude exploratoire sur l'accès à la prévention combinée du VIH/sida pour les personnes migrantes en Tunisie*, Médecins du Monde, Tunis, Décembre 2019 ;

- Bouhdiba Sofiane, *Jeunes de Tunisie*, L'Harmattan, Paris, 2019 ;
- Bouhdiba Sofiane, *La mortalité urbaine en Tunisie,* Centre de Publication Universitaire, Tunis, 2012 ;
- Bouhdiba Sofiane, *Le mariage en Tunisie. Entre continuité et rupture*, L'Harmattan, Paris, 2022 ;
- Bouhdiba Sofiane, *Six millions de femmes. Femme et population en Tunisie*, L'Harmattan, Paris, 2018 ;
- Bourdelais Patrice, *Peurs et terreurs face à la contagion*, Fayard, Paris, 1988 ;
- Bouzouaya Noureddine, *Evaluation de la prise en charge médicale, psychologique et sociale des PVVIH en Tunisie*, DSSB, Tunis, décembre 2018 ;
- Broqua Christophe, *Agir pour ne pas mourir ! Act Up, les homosexuels et le sida*, Presses de Sciences Po, Paris, 2005 ;
- Brosolet Jacqueline et Mollaret Henri, *Pourquoi la peste ? Le rat, la puce et le bubon*, Gallimard, Paris, 1994 ;
- Bureau International du Travail, *Questions sociales et dans le domaine du travail découlant des problèmes de la mobilité transfrontalière des chauffeurs routiers internationaux*, BIT, Genève, 2006 ;
- Caron David, *Sida*, in Di Folco Philippe, *Dictionnaire de la mort*, Larousse, Paris, 2010 ;
- Chevalier Louis, *Classes laborieuses et classes dangereuses à Paris pendant la première moitié du XIXème siècle*, Pion, Paris, 1958 *;*
- Chevé Dominique, *Epidémie*, in Andrieu Bernard, *Dictionnaire du corps*, L'Harmattan, Paris, 2005 ;
- Chevé Dominique et Signoli Michel, *Les corps de la contagion, corps atteints, corps souffrants, corps inquiétants, corps exclus ?*, in *Dilecta, « Corps »*, n° 5, 2008/2 ;

- Coates TJ, Richter L, Caceres C., *Behavioural strategies to reduce HIV transmission: how to make them work better*. Lancet. Londres, 2008, pp. 669-684 ;
- Denis Philippe, Becker Charles, *L'épidémie du sida en Afrique subsaharienne*, Karthala, Paris, 2006 ;
- Evans Richard John, *Epidemics and revolutions : Cholera in nineteenth-century Europe. Past and present*, in *Past and present*, volume 120, août 1988 ;
- Fortier Edwige, *Contested politics in Tunisia: civil society in a post-authoritarian state*, Cambridge University Press, Cambridge, 2019 ;
- Ghrissi Atef, *Etude sur l'observance aux ARV en Tunisie*, Association Tunisienne de Lutte contre les MST et le Sida, Tunis, 2014 ;
- Gouyon Marien, *«Ana loubia». Ethnographies des homosexualités masculines à Casablanca*, Éditions du Croquant, Vulaines-sur-Seine, 2018 ;
- Groupe Tawida Ben Cheikh, *Etude sur les connaissances, les attitudes et la pratique des jeunes en matière de sexualité et de santé sexuelle et reproductive*, Groupe Tawida Ben Cheikh,Tunis, 2019 ;
- Grmek Mirko Dražen, *Histoire du sida*, Payot, Paris, 1989 ;
- Hamdouni Hayet, *VIH/SIDA : Enjeux de l'accès universel à la prévention, aux traitements et aux soins*, in Organisation Internationale pour la Migration, *Actes de la Troisième Ecole d'Eté sur la Migration. Migration et Santé en Tunisie Tunis, 11-16 septembre 2017*, OIM, Tunis, 2017 ;
- Haut-Commissariat des Nations Unies pour les Réfugiés, *Educational Responses to HIV and AIDS for Refugees and Internally Displaced Persons*, UNHCR, Paris, 2006 ;

- Haut-Commissariat des Nations Unies pour les Réfugiés, *Les réfugiés dans le monde*, Autrement, Paris, 2000 ;
- Haut-Commissariat des Nations Unies pour les Réfugiés, *Les réfugiés dans le monde, en quête de solidarité*, UNHCR, Paris, 2012 ;
- Hempel Sandra, *L'atlas des maladies. De la peste au coronavirus : une cartographie de la contagion et des épidémies meurtrières*, Robert Laffont, Paris, 2021 ;
- Hoffmaster B., Schrecker T., *An ethical analysis of the mandatory exclusion of refugees and immigrants WHO test HIV-positive*, Canadian Public Health Association (CPHA), Ontario, 2000 ;
- Hooper Edward, *The river : A Journey to the Source of HIV and AIDS*, Little Brown & c°, New York, 1999 ;
- Hsairi Mohamed, *Enquête sérocomportementale Du VIH/HVC auprès des usagers de drogues injectables en Tunisie*, Onusida, Tunis, février 2017 ;
- Hureau Jacques, *A propos des décisions jurisprudentielles liées aux infections nosocomiales*, in *Gynécologie obstétrique fertilité et sénologie*, 2002 (30), pp. 704-710 ;
- Imprimerie Officielle de la République Tunisienne, *Code de déontologie médicale*, Journal Officiel de la République Tunisienne n°40, Tunis, 28 mai-1er juin ;
- Institut National de la Statistique, *Rapport de l'enquête nationale sur la migration internationale*, INS, Tunis, 2021 ;
- International HIV/AIDS Alliance, *Santé et protection au travail. Un guide sur les programmes de lutte contre le VIH/Sida avec les travailleurs du sexe*, International HIV/AIDS Alliance, Brighton, 2006 ;

- International AIDS Society, *Rapport d'enquête sur l'impact de la COVID 19 sur les populations clés dans la région MENA*, IAS, Décembre 2020 ;
- Izambert Caroline, *Sida et immigration : quelles luttes pour quels droits ?*, in *La vie des idées*, Paris, 6 novembre 2014 ;
- Kréfa Abir, *Le mouvement LGBT tunisien : un effet de la révolution ?*, in *Ethnologie française*, volume 174, n° 2, 2019, pp. 243-260 ;
- Labidi Lilia, Nacef Tawfiq, *Deuil impossible*, Sahar, Tunis, 1993 ;
- Lalou Richard et Piché Victor, *Les migrants face au sida : entre gestion des risques et contrôle social. L'exemple de la vallée du fleuve Sénégal,* in *Population* 2004/2 (Volume 59) ;
- Le Cœur Sophie, *Sida*, in *Dictionnaire de démographie et des sciences de la population*, Institut National d'Etudes Démographiques, Paris, 2011 ;
- Lombard Jean et Vandewalle Bernard, *Philosophie de l'épidémie. Le temps de l'émergence*, L'Harmattan Paris, 2007 ;
- Lyons C. *Utilizing individual level data to assess the relationship between prevalent HIV infection and punitive same sex policies and legal barriers across 10 countries in sub-Saharan Africa*, in *Actes de la 23ème Conférence internationale sur le sida, 6–10 juillet 2020 ;*
- Maamouri Ahmed, Hili Kamel, *Tunisia Report NCPI*, Direction des Soins de Santé de Base, Ministère de la Santé Publique, Tunis, 2012 ;
- Mahjoubi Mohamed Bilel, *Rapport consolidé sur l'état des services disponibles en matière de lutte contre le VIH/sida Egypte, Liban, Mauritanie, Maroc, Tunisie*, Solidarité sida, Tunis, 2020 ;
- Mahjoubi Mohamed Bilel, *Rapport d'état des lieux des services disponibles en matière de lutte contre le*

VIH/sida en Tunisie, Association tunisienne de prévention positive , Tunis, Juin 2019 ;

- Manaouil Cécile, Daury-Fauveau Morgane, *Regards croisés sur le médecin face au partenaire d'un patient séropositif*, in *Médecine et droit*, 2008 (92), pp. 144-149 ;
- Médecins du Monde, *Migration et santé. Conditions de vie, de migration, exposition aux violences, problématiques d'accès aux soins. Enquête quali-quantitative faite au Niger, en Tunisie, au Maroc, 2017-2018*, MdM, Tunis, 2018 ;
- Médecins du Monde, *Migrons ensemble pour les droits, Rapport de capitalisation du projet « Amélioration de l'accès aux soins de santé pour la population migrante en Tunisie », Rapport de la phase II, 2017-2019*, MdM, Tunis ;
- Médecins du Monde, *Plaidoyer pour l'accès des migrants au droit à la santé en Tunisie*, MdM, Tunis, décembre 2016 ;
- Mesrati Mohamed Amine, Haj Salem Nidhal, Boussaid Marwa, Mahjoub Yosra, Chadly Ali, Aissaoui, *Droits et devoirs des patients atteints du virus d'Immuno-Déficience Humaine (VIH) en Tunisie*, in *La Tunisie médicale*, volume 95 (5), Tunis, 2017 ;
- Milani Barbara, *Etat de lieux sur la gestion des stocks et des achats (GAS), les politiques et la règlementation pharmaceutique en Tunisie pour la proposition VIH au Fonds mondial*, Expertise France, Tunis, Décembre 2020 :
- Ministère de la Santé publique, *Circulaire n°16*, Journal Officiel de la République Tunisienne, Tunis, 27 février 2001 ;
- Moreno Marta Luceño, *Continuation, imbrications et écarts : liens entre la défense des droits LGBTQI+ et la*

lutte contre le VIH/sida en Tunisie, in *L'année du Maghreb. Face au VIH/sida*, n° 25, 2021 ;

- Morton R. F., Hebel J. R., Mac Carter R. J., *Epidémiologie et biostatistique*, Doin, Paris, 1998 ;
- Nations Unies, *Convention relative au statut des réfugiés*, NU, New York, 1951 ;
- Nations Unies, Département des Affaires Economiques et Sociales, Division des Statistiques, *Recommandations en matière de statistiques des migrations internationales*, NU, New York, 1999 ;
- O'Farell N. et Egger M., *Circumcision in men and the prevention of HIV infection : a meta-analysis revisited*, International Journal of STDs and AIDS, volume 11, n°3, 2000 ;
- Observatoire National de la Migration, *Attentes et satisfaction des étudiants subsahariens en Tunisie. Des portes qui s'ouvrent, des opportunités à saisir*, Tunis ONM, 2018 ;
- Office de la Recherche Scientifique et Technique Outre-mer, *Le sida en Afrique*, ORSTOM, Paris, avril 1997 ;
- Onusida, *Accélérer la prévention combinée Onusida 2015. Référence afin de réduire les nouvelles infections par le VIH à moins de 500 000 d'ici à 2020*, Onusida, Genève, 2015 ;
- Onusida, *Le VIH et les homosexuels et autres hommes ayant des rapports sexuels avec des hommes*, in *Série de fiches d'information sur les droits humains n°3*, Onusida, Genève, 2021 ;
- Organisation Internationale pour les Migrations, *Déclaration de l'OIM sur le COVID-19 et la mobilité*, OIM, Genève, 20 mars 2020 ;
- Organisation Mondiale de la Santé, *Classification Internationale des Maladies,* OMS, Genève, 1975 :

- Pepin Jacques, *The origins of AIDS*, Cambridge University Press, Cambridge, 2011 ;
- Pharos global health advisor, *Plan d'action de préparation à la transition du financement de la riposte au VIH en Tunisie*, Pharos, Tunis, Octobre 2021 ;
- Pisani Elisabeth, *Agir vite pour prévenir le sida*, ONUSIDA, Genève, 2000 ;
- Ponnusamy K., *A study of knowledge attitudes and health outcomes in HIV positive patients following travel to the United States of America,* European AIDS clinical society, 2003 ;
- Ponseille Anne, Guigue M., *Secret professionnel et sida, ou la liberté de conscience du médecin au regard du droit pénal*, in *Revue de Droit de la santé*, 2008 (22) ;
- Programme Commun des Nations Unies sur le VIH/sida, *90-90-90. Une cible ambitieuse de traitement pour aider à mettre fin à l'épidémie du sida*, Onusida, Genève, 2014 ;
- Programme Commun des Nations Unies sur le VIH/sida, *AIDS epidemic report*, ONUSIDA, Genève, Juin 2000;
- Programme Commun des Nations Unies sur le VIH/sida, *Breaking the silence around HIV/AIDS in the Arab region*, ONUSIDA, Genève, 2004 ;
- Programme Commun des Nations Unies sur le VIH/sida, *Déclaration de politique de l'ONUSIDA/OMS sur les tests VIH*, ONUSIDA, Genève, 2004 ;
- Programme Commun des Nations Unies sur le VIH/sida, *La Cartographie des restrictions à l'entrée, au séjour et à la résidence des personnes vivant avec le VIH*, ONUSIDA, Genève, 2008 ;
- Programme Commun des Nations Unies sur le VIH/sida, *Le point sur l'épidémie de sida*, ONUSIDA, Genève, décembre 2001 ;

- Programme Commun des Nations Unies sur le VIH/sida, *Le sida en Afrique pays par pays*, ONUSIDA, Genève, Décembre 2000 ;
- Programme Commun des Nations Unies sur le VIH/sida, *Partnership with faith-based organizations, UNAIDS strategic framework*, ONUSIDA, Genève, 2009 ;
- Programme Commun des Nations Unies sur le VIH/sida, *Prévention de la transmission du VIH de la mère à l'enfant. Options stratégiques*, ONUSIDA, Genève, 1999 ;
- Programme Commun des Nations Unies sur le VIH/sida, *Rapports d'avancement nationaux-Tunisie. Rapport mondial d'avancement sur la lutte contre le sida 2020*, Tunis, Onusida, 2020
- Programme Commun des Nations Unies sur le VIH/sida, *Rapport de la cellule internationale de réflexion sur les restrictions au voyage liées au VIH*, Genève, 2008 ;
- Programme Commun des Nations Unies sur le VIH/sida, *Rapport sur l'épidémie mondiale de VIH/sida*, ONUSIDA, Genève, Juin 2000 ;
- Programme Commun des Nations Unies sur le VIH/sida, *Rapport sur l'épidémie mondiale de VIH/sida*, Genève, 2007 ;
- Programme Commun des Nations Unies sur le VIH/sida, *Savoir c'est pouvoir : le conseil et le test volontaires en Ouganda*, ONUSIDA, Genève, 2007 ;
- Programme Commun des Nations Unies sur le VIH/sida, *VIH et réfugiés, politique générale*, Genève, 2007 ;
- Refugee Studies Center, *Forced migration review, HIV/AIDS, security and conflict: making the connections*, Oxford, 2010 ;
- République Tunisienne, *Arrêté du 16 décembre 1995 fixant le modèle du certificat prénuptial*, Journal

Officiel de la République Tunisienne n°103, Tunis, 26 décembre 1995 ;

- République Tunisienne, *Décret 2003-1027 du 28 avril 2003 relatif à la définition des activités de la médecine de reproduction et les modalités de son exercice*, Journal Officiel de la République Tunisienne n°37 du 9 mai 2003, Tunis ;
- République Tunisienne, *Décret 81-1634 du 30 novembre 1981 portant règlement général intérieur des hôpitaux, instituts et centres spécialisés relevant du ministère de la santé publique*, Journal Officiel de la République Tunisienne n° 77, Tunis, 4 décembre 1981 ;
- République Tunisienne, *Loi 2001-93 du 7 Aout 2001 relative à la médecine de reproduction*, Journal Officiel de la République Tunisienne n°63 du 7 août 2001, Tunis ;
- République Tunisienne, *Loi 64-46 du 3 novembre 1964 instituant le certificat médical prénuptial*, Journal Officiel de la République Tunisienne n°53 du 8 novembre 1964 ;
- République Tunisienne, *Loi n° 2007-12 du 12 février 2007, modifiant et complétant la loi n° 92-71 du 27 juillet 1992, relative aux maladies transmissibles*, p. 484 ;
- République tunisienne, *Loi n° 73-2 du 26 septembre 1973*, Journal Officiel de la République tunisienne, Tunis, 1973 ;
- République Tunisienne, *Loi n° 92-71 du 27 juillet 1992, relative aux maladies transmissibles*, Journal Officiel de la République Tunisienne n°50 du 31 juillet 1992, p. 939- 948 ;
- République tunisienne, *Loi n°1964-0046 du 3 novembre 1964, portant institution d'un certificat médical prénuptial*, Journal Officiel de la République tunisienne, Tunis, 1964 ;

- République Tunisienne, *Loi organique n°2004-63 du 27 juillet 2004 portant sur la protection des données à caractère personnel*, Journal Officiel de la République Tunisienne n°61 du 30 juillet 2004 ;
- République tunisienne, Ministère de la Santé Publique, Direction des Soins de Santé de Base, *Cahier des Charges concernant la Mise en place, l'Organisation et la Gestion des Centres de Conseil et de Dépistage Anonyme et Gratuit (CCDAG)*, DSSB, Tunis, 2018 ;
- République tunisienne, Ministère de la Santé Publique, Direction des Soins de Santé de Base, *Étude Qualitative sur les Facteurs de Vulnérabilité au VIH des Travailleurs et travailleuses du Sexe en Tunisie*, DSSB, Tunis, septembre 2015 ;
- République tunisienne, Ministère de la Santé Publique, Direction des Soins de Santé de Base, *Plan Stratégique National de la riposte au VIH/SIDA et aux IST 2015-2018 en Tunisie*, Tunis, 2015 ;
- République tunisienne, Ministère de la Santé publique, Direction des Soins de Santé de Base, *Prévention de la transmission mère-enfant du VIH. Manuel du formateur*, DSSB, Tunis, 2009 ;
- République tunisienne, Ministère de la Santé Publique, Direction des Soins de Santé de Base, *Stratégie de dépistage de l'infection à VIH. Plan Opérationnel 2022-2023*, DSSB, Tunis, Novembre 2021 ;
- République tunisienne, Ministère de la Santé Publique, Direction des Soins de Santé de Base, *Enquête sérocomportementale du VIH auprès des travailleuses du sexe clandestines en Tunisie*, DSSB, Tunis, 2018 ;
- Rey Alain, *Micro Robert*, Paris, 1988 ;
- Sournia Ruffié, *Les épidémies dans l'histoire de l'homme. De la peste au sida*, Flammarion, Paris, 199 ;

- Spiegel P., *HIV/AIDS among conflict-affected and displaced populations: dispelling myths and taking action,* in *Disasters*, 28 (3), 2004, pp. 322-339 ;
- Spiegel P., Nankoe A., *UNHCR, HIV/AIDS and refugees: lessons learned*, in Forced Migration Review 19, Centre d'études sur les réfugiés, Oxford, 2004 ;
- Stannah J., Dale E., Elmes J., Staunton R., Beyrer C., Mitchell K. M., *HIV testing and engagement with the HIV treatment cascade among men who have sex with men in Africa: a systematic review and meta-analysis*, in *The Lancet HIV*, 6 (11), 2019, pp. 769–787 ;
- Tataryn Myroslava, *Entrecroisement entre handicap et VIH/SIDA*, in *Migrations forcées* n° 31, Centre d'études sur les réfugiés, Oxford, 2010 ;
- Timberg Craig et Halperin Daniel, *Tinderbox : how the West sparked the AIDS epidemic and how the world can finally overcome it*, Penguin Press, New York, 2012 ;
- UNAIDS, *Outlook report*, UNAIDS, Genève, 2010 ;
- UNAIDS/IOM, 2004, *Statement on HIV/AIDS-related travel restrictions* ;
- UNESCO/Onusida, *Manuel pour une information/éducation/communication culturellement appropriée. Elaboration et diffusion, Manuels méthodologiques, série spéciale, numéro 1*, Division des politiques culturelles et du dialogue interculturel, Genève, 2002 ;
- UNFPA, 2007, *Les hommes et la prévention du sida*, New York ;
- USAID, *Implementing reproductive health programs*, USAID, NewYork, 1995 ;
- Vallin Jacques, D'Souza Stan, Palloni Alberto, *Mesure et analyse de la mortalité*, PUF, Paris 1988 ;
- Vangroenweghe D., *Sida et sexualité en Afrique*, EPO, Bruxelles, 2000 ;

- Vollmer N., Valadez, J., 1999, *A psychological epidemiology of people seeking HIV/AIDS counseling in Kenya: an approach for improving counseling training*, AIDS ;
- Weiss H., Quigley M. A. et Hayes R. J., *Male circumcision and risk of HIVinfection in sub-Saharan Africa : a systematic review and meta-analysis*, AIDS, volume 14, n°15, 2000;
- Wiessner, P., *Guide de Référence : réglementations applicables aux déplacements et aux séjours des personnes vivant avec le VIH/Sida*, Deutsche AIDS-Hilfe, Berlin, 2010 ;
- Wolfe Nathan, *The viral storm. The dawn of a new pandemic age*, Times Books, New York, 2011.

ANNEXES

Annexe 1 : Petit lexique du sida en Tunisie

AIDS Acronyme anglais pour Acquired Immuno-Deficiency Syndrome

ARN Acide Ribo Nucléique. Molécule biologique que l'on retrouve dans quasi tous les organismes vivants, y compris certains virus. Le sida est un rétrovirus à ARN

ARV Médicament Anti Rétro Viral, destiné à contrôler la multiplication du VIH dans l'organisme, en agissant sur les virus ARN ou rétrovirus, tels que le VIH

ATIOST Association Tunisienne d'Information et d'Orientation sur le Sida et la Toxicomanie

ATLMST/sida Association Tunisienne de Lutte contre les Maladies Sexuellement Transmissibles et le sida

ATP+ Association Tunisienne de Prévention Positive

CCDAG Centre de Conseil et de Dépistage Anonyme et Gratuit

CCM Country Coordinating Mechanism, Mécanisme de Coordination Nationale pour le programme du Fonds mondial de lutte contre le sida, la tuberculose et le paludisme. Il gère notamment les subventions du Fond mondial

Charge virale Nombre de copies du virus, mesurant la réplication virale dans un volume donné de fluide. Elle est généralement exprimée en copies par millilitre, et devient indétectable en dessous 50 copies/ml

CNLS Comité National de Lutte contre le Sida

Fonds mondial Fonds mondial de lutte contre le sida, la tuberculose et le paludisme

Grid Acronyme de Gay Related Immune Deficiency, première désignation du sida en 1980. On employait également les expressions "gay cancer" et "gay pneumonia", qui furent abandonnées quand le lien avec l'homosexualité a été infirmé

HIV Acronyme anglais pour Human Immuno Deficiency Virus

HSH Homme ayant des rapports Sexuels avec des Hommes

Immunodéficience Diminution, voire disparition totale des défenses immunitaires de l'organisme

IST Infection Sexuellement Transmissible. L'expression remplacer progressivement MST

ITSS Infection Transmissible Sexuellement et par le Sang, telle que le sida, la syphilis, l'hépatite…

LAV Acronyme de Lymphadenopathy Associated Virus, nom donné par les chercheurs de l'Institut Pasteur, lors de la découverte du sida, au virus responsable, dans une publication de 1983 dans la revue Science. Le LAV est ensuite devenu le VIH-1

LGBTQIA+ Lesbienne, Gay, Bisexuel, Trans, Queer, Intersexe et Asexuel ou Aromantique

Maladie opportuniste Maladie potentiellement dangereuse profitant de la dégradation du système immunitaire : pneumonies, tuberculose…

MST Maladie Sexuellement Transmissible. Le sida est une MST

OMS Organisation mondiale de la Santé

ONFP Office National de la Famille et de la Population

Primo-infection Période post-contamination par le VIH. Le virus se diffuse rapidement et définitivement dans l'organisme

PEPFAR US President's Emergency Plan for AIDS Relief

PEP Prophylaxie post-exposition

PNLST/IST Programme National de Lutte contre le Sida et les Infections Sexuellement Transmissibles (PNLS/IST), organisme sous tutelle de la Direction des Soins de Santé de Base (DSSB), relevant du ministère de la Santé publique

PrEP Pre-exposure Prophylaxis, traitement préventif

PTME Prévention de la Transmission Mère-Enfant

Rétrovirus Virus à ARN possédant des protéines qui permettent sa réplication. Le génome du rétrovirus s'intègre à l'ADN de la cellule hôte. Le VIH est un rétrovirus

Ruban rouge Symbole international en guise de solidarité avec les victimes du sida. Créé par un groupe d'artistes américains dont Frank Moore

Séronégativité caractère d'un individu non porteur du VIH

Séropositivité Présence du virus du sida dans le sang humain, détectable au travers d'une analyse sanguine quelques semaines après la contamination. La séropositivité peut être invisible durant de nombreuses années, en revanche une personne séropositive peut transmettre le virus, sans présenter de signes apparents de la maladie

Sida Syndrome d'Immuno Déficience Acquise. C'est le dernier stade de l'infection au VIH. La maladie peut se déclarer au bout d'une dizaine d'années, et être ralenti par un traitement antirétroviral

Système immunitaire Ensemble des moyens naturels dont dispose l'organisme pour se défendre contre les agents extérieurs, et notamment les parasites, les bactéries et les virus

TME Transmission Mère-Enfant du VIH

Trithérapie Traitement antirétroviral classique qui consiste à associer au moins 3 médicaments antirétroviraux pour bloquer l'évolution du sida

TS Travailleuse du sexe

UDI Usager de Drogues Intraveineuses

VIH Acronyme de Virus de l'Immunodéficience Humaine. Le VIH affaiblit le système immunitaire et empêche l'organisme de se défendre contre des maladies dangereuses, dites opportunistes. Le VIH se transmet par voie sexuelle ou sanguine, ou de la mère à l'enfant. On distingue le VIH-1 et le VIH-2, moins virulent, moins transmissible, endémique en Afrique de l'Ouest

VIS Virus d'Immunodéficience Simien. Le VIS cause chez les singes une immunodéficience similaire à celle du VIH. Le passage du singe à l'homme se serait produit dès la fin du XIXème siècle

Annexe 2 : Quelques idées reçues concernant le VIH

Nous avons été surpris de constater que, même au sein de la population estudiantine que nous fréquentons régulièrement, le sida reste encore largement méconnu, voire inconnu.

Nous avons ainsi été en mesure d'identifier quelques idées fausses sur le sida en Tunisie. Si quelques-unes de ces idées reçues sont spécifiques à la société tunisienne, en revanche elles nous semblent majoritairement universelles

« On guérit du sida ! »

FAUX : même si les trithérapies sont de plus en plus performantes, et notamment depuis la fin des années 1990, on ne guérit toujours pas du sida. On peut vivre plus ou moins normalement avec le virus, mais il reste présent dans l'organisme.

« On ne meurt plus du sida ! »

FAUX : même si les trithérapies ont fortement réduit le taux de mortalité du sida, le virus reste létal. En 2021, 650 000 personnes sont décédées de maladies liées au sida en 2021, selon un rapport d'Onusida.

« Le sida a été volontairement créé par des laboratoires étrangers ! »

FAUX : l'origine de la souche VIH-1, la plus répandue dans le monde, a été identifiée chez les grands singes du sud du Cameroun. Le virus aurait franchi la barrière des espèces au travers de la chasse, du dépeçage d'animaux, de morsures d'un singe infecté, ou suite à la consommation de viande de brousse.

« Le premier rapport sexuel protège du SIDA ! »

FAUX : même lors du premier rapport sexuel, il faut se protéger en utilisant un préservatif.

« La pilule protège du SIDA ! »

FAUX : la pilule est un moyen contraceptif, qui permet seulement d'éviter une grossesse. Seul un préservatif peut réduire le risque de contamination par le VIH.

« Le sida se transmet par le moustique et les WC publics ! »

FAUX : les moustiques peuvent transmettre des virus tels que la fièvre jaune ou la dengue, mais pas le VIH. Les WC publics ne sont pas un espace de transmission direct du virus.

« Le SIDA, c'est une maladie de PD, de putes et de drogués ! »

FAUX : au contraire, les communautés de HSH, particulièrement concernées au début de l'épidémie, ont été les premières à se protéger d'une manière efficace. Le principe à respecter serait plutôt le suivant : au lieu de "population à risque", il faudrait se dire qu'il y a des "pratiques à risque".

« Quelqu'un qui a le sida, ça se voit ! »

FAUX : les symptômes du sida sont rarement visibles. Une maigreur, des boutons, une pâleur, ne sont pas des signes de séropositivité. A l'inverse, un individu en pleine forme peut se révéler séropositif. Seul un test de dépistage permet de connaitre le statut sérologique.

« Deux capotes, ça vaut mieux ! »

FAUX : il est inutile de superposer deux préservatifs. Cela peut même réduire leur efficacité, le frottements du caoutchouc risquant de provoquer sa déchirure.

« La circoncision (*thour*) protège du sida ! »

FAUX : même si quelques études menées dans les années 1990-2000 semblaient confirmer l'hypothèse que les hommes circoncis avaient une probabilité moindre d'être infectés du VIH, il semblerait qu'il s'agisse davantage d'un effet de corrélation : les communautés musulmanes, pratiquant la circoncision, sont moins concernées, mais pour des raisons sans lien avec la circoncision.

« On ne peut pas avoir d'enfants si on a le sida ! »

FAUX : un ou deux parents séropositifs peuvent envisager d'avoir un enfant, sous réserve d'une prise en charge médicale adaptée qui évite la contamination du bébé.

« Le VIH et le sida, c'est kif-kif ! »

FAUX : le VIH désigne le virus qui peut entraîner le syndrome d'immunodéficience acquise. Le sida est la phase la plus avancée de l'infection au VIH. Autrement dit, un individu qui a le sida est forcément infecté par le VIH, le contraire n'étant pas vrai : une personne infectée par le VIH ne développe pas forcément le sida.

« Une personne porteuse du VIH sous traitement peut transmettre le virus »

FAUX : même si le préservatif demeure indispensable pour prévenir tout risque de transmission, une personne prenant un traitement antirétroviral régulier maintient une charge virale indétectable et ne transmet plus le virus à son partenaire séronégatif.

Le principe ici retenu est : « I = I : Indétectable = Intransmissible ».

« Le VIH peut se transmettre par un baiser »

FAUX : le sida n'est pas une maladie contagieuse, et ne se transmet donc pas par la salive, la toux, ou la transpiration.

« Il existe un médicament pour guérir du sida »

FAUX : il n'existe pas à proprement parler de médicaments contre le sida et les personnes atteintes n'en guérissent pas, mais des traitements antirétroviraux permettent de ralentir l'évolution du VIH vers le sida et les maladies opportunistes. La recherche scientifique permet toutefois d'être optimiste.

« Il existe un vaccin pour empêcher la transmission du virus »

FAUX : comme pour le choléra, la mise au point d'un vaccin est trop complexe et nécessitera encore probablement de nombreuses années.

« Il n'existe pas de traitement alternatif d'urgence si on a pris un risque en ne se protégeant pas »

FAUX : aujourd'hui, des traitements post-exposition existent. Pris dans les 48 heures après un risque de transmission, ils permettent de réduire les probabilités d'infection.

Annexe 3 : Algorithme de confirmation d'un test VIH en Tunisie

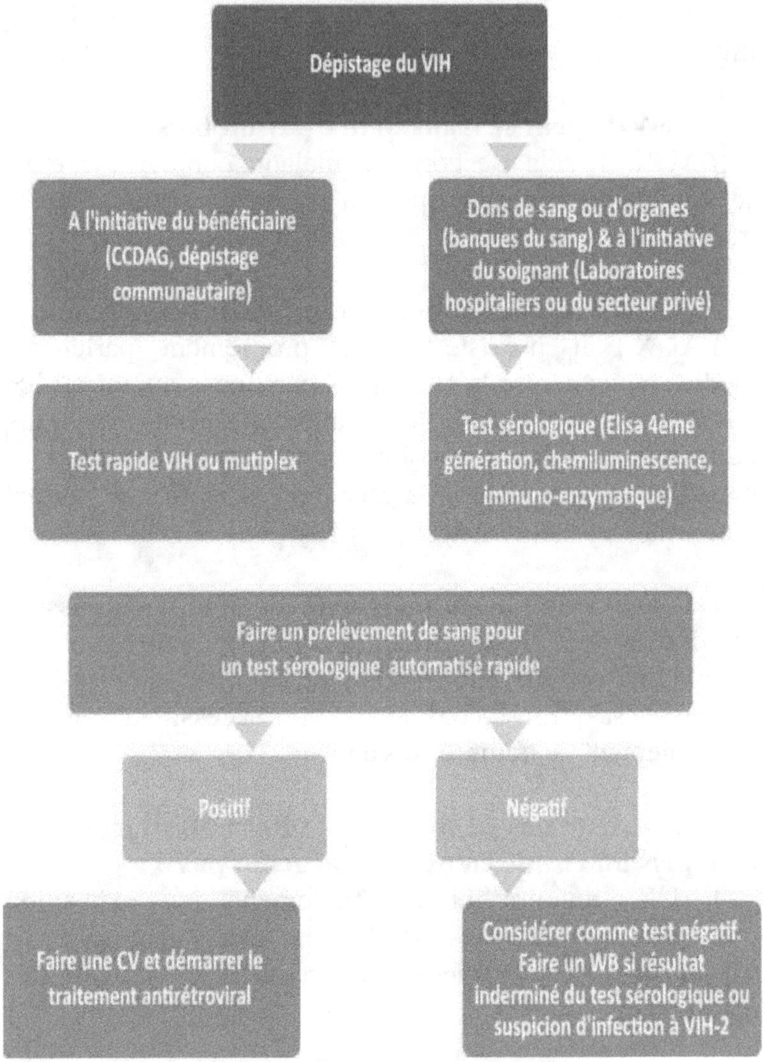

(Source : Schéma de l'auteur)

Annexe 4 : Pharmacopée du VIH en Tunisie

Nom du Médicament ARV		
DCI	Forme / Dosage	Présentation
Emtricitabine / Tenofovir / Efavirenz	cp 300+300+600 mg	30 cp
Tenofovir / Emtricitabine	Cp300+300mg	30 cp
Lamivudine / Zidovudine	Cp à 150/300	30 cp
Abacavir / Lamivudine	Cp à 600/300mg	30 cp
Efavirenz	Cp à 600mg	30 cp
Lopinavir / Ritonavir	cp 200+50mg	120 cp
Atazanavir / Ritonavir	Cp à 300/10mg	30 cp
Abacavir / Lamivudine	Cp disp à 60mg+30mg	60 cp
Lopinavir / Ritonavir	Solution Or à 80mg+20mg/ml	60 ml
Efavirenz	Cp à 200mg	90 cp
Lamivudine	Sirop à 10mg/ml	240 ml
Zidovudine	Gel à 100mg	60 cp
Efavirenz 30 mg /ml	Sirop à 30mg/ml	180 ml
Zidovudine	Amp 200mg	5 amp
Etravirine100 mg	Cp à 100mg	120 cp
Raltegravir	Cp à 400mg	60 cp
Darunavir600	Cp à 600mg	60 cp
Ritonavir100	Cp à 100mg	30 cp
Ténofovir	Cp à 300mg	30 cp
Lamivudine	Cp à 150mg	60 cp
Abacavir	Cp à 300	60 cp
Zidovudine	Cp à 300mg	100 gel
Lamivudine / Zidovudine	Cp 30mg + 60mg	60 cp

(Source : Ministère de la Santé publique)

Structures éditoriales du groupe L'Harmattan

L'Harmattan Italie
Via degli Artisti, 15
10124 Torino
harmattan.italia@gmail.com

L'Harmattan Hongrie
Kossuth l. u. 14-16.
1053 Budapest
harmattan@harmattan.hu

L'Harmattan Sénégal
10 VDN en face Mermoz
BP 45034 Dakar-Fann
senharmattan@gmail.com

L'Harmattan Cameroun
TSINGA/FECAFOOT
BP 11486 Yaoundé
inkoukam@gmail.com

L'Harmattan Burkina Faso
Achille Somé – tengnule@hotmail.fr

L'Harmattan Guinée
Almamya, rue KA 028 OKB Agency
BP 3470 Conakry
harmattanguinee@yahoo.fr

L'Harmattan RDC
185, avenue Nyangwe
Commune de Lingwala – Kinshasa
matangilamusadila@yahoo.fr

L'Harmattan Congo
219, avenue Nelson Mandela
BP 2874 Brazzaville
harmattan.congo@yahoo.fr

L'Harmattan Mali
ACI 2000 - Immeuble Mgr Jean Marie Cisse
Bureau 10
BP 145 Bamako-Mali
mali@harmattan.fr

L'Harmattan Togo
Djidjole – Lomé
Maison Amela
face EPP BATOME
ddamela@aol.com

L'Harmattan Côte d'Ivoire
Résidence Karl – Cité des Arts
Abidjan-Cocody
03 BP 1588 Abidjan
espace_harmattan.ci@hotmail.fr

Nos librairies en France

Librairie internationale
16, rue des Écoles
75005 Paris
librairie.internationale@harmattan.fr
01 40 46 79 11
www.librairieharmattan.com

Librairie des savoirs
21, rue des Écoles
75005 Paris
librairie.sh@harmattan.fr
01 46 34 13 71
www.librairieharmattansh.com

Librairie Le Lucernaire
53, rue Notre-Dame-des-Champs
75006 Paris
librairie@lucernaire.fr
01 42 22 67 13

www.ingramcontent.com/pod-product-compliance
Lightning Source LLC
LaVergne TN
LVHW010928061026
849535LV00007B/2296
* 9 7 8 2 3 3 6 4 1 3 7 3 0 *